不安のありか

"私"を
理解するための
精神分析の
エッセンス

平島奈津子
Natsuko Hirashima

日本評論社

まえがき

精神分析療法は、一九世紀末、ユダヤ人の精神科医ジグムント・フロイト（Sigmund Freud）が彼のクリニックを訪れた患者さんとのやりとりの中で編み出した治療技法です。その治療は一回四五～六〇分、週四日以上の頻度で行われる濃密なもので、患者さんは寝椅子（カウチ）に横たわって、背後の治療者に向かって、思い浮かんだことを取捨選択することなく言葉にしていくという、のちに自由連想法と呼ばれた方法によって、自分でも気づかなかった症状の無意識的な意味をその（転移–逆転移関係と称される）治療関係を通して洞察していくものです。

ちなみに、「精神分析」という言葉が使われる時、このような「治療」を指すこともあれば、精神分析療法の経験から導き出された「理論」を意味することもあります。あるいは、「人間の心理を探究する方法」として語られることもあります。

私が日々の臨床で提供している精神分析的精神療法は、週一〜二日と、精神分析療法を低頻度にしたものです。時に寝椅子を使うこともありますが、通常はお互いに向かい合って椅子に座ります。

かつて、「精神分析の魅力は何か」と問われた時に、「精神分析は『心は自由なのだ』と教えてくれた」と答えたことがありました。治療者の訓練のひとつとして、私自身が精神分析療法を受ける前、私は心のどこかに「自由じゃない感じ」をもっていて、それがどこからくるのだろうかと無意識に考え続けていました。

精神分析の治療者（分析医）は、患者（被分析者）の自由連想を善悪の判断にとらわれることなしに聴き続けます。私自身が被分析者となった体験を通して、私は分析医の態度に支えられて、誰にも言えなかった、自分にさえ隠していた「本心」に気づき、口にできる勇気をもらったように思います。精神分析は、「心でただ思うこと」と、「それを口にしたり、実行したりすること」とはまったく別のことなのだと教えてくれました。考えてみれば、そんな当たり前のことに苦しんでいた時代が、私にはありました。

私は精神科医ですので、普段の診療では薬物療法も行いますし、具体的なメンタルヘルスの指導もします。すべての診療で精神分析的精神療法を行っているわけではありません。ただ、振り返ってみると、短時間の診療であっても、無意識に「精神分析的に考え、理解する」ことを続けているような気がしています。

本書は、「健康な不安と病的な不安」について、精神分析的な視点から、その他の治療も含めて、述べたものです。

実際に精神科の治療を受けている人たちは、精神的に苦しい思いを抱えている人たちのごく一部で、多くの人たちが精神科の扉を叩くことをためらっているのではないか、と感じています。その中には、「自分には精神科受診が果たして必要なのだろうか」と迷っている人たちもいるかもしれません。そのような人たちにも本書を手にとってほしいと願っています。

目次

不安のありか——〝私〟を理解するための精神分析のエッセンス

不安は期待と明瞭な関係をもち、期待は何ものかにたいする不安である。

――ジグムント・フロイト「制止、症状、不安」一九二六年

第1章 健康な不安、病的な不安

心的防衛と病的な不安

この世の中は、不安になるような出来事であふれています。

日々、職場でも、家族と一緒にいても、一人でテレビを観ていても、不安が心の中にふわふわと頼りなく降り積もっていくように感じることがあります。

不安は漠然とした、すっきりしない感情です。できるものなら、不安になんてなりたくない。けれど、人は不安になることによって、その不安の出処について思いを巡らせたり、周囲の人たちに相談したり、対策を講じたりできる。その意味では、人間にとって、不安は欠かせない感情です。

一九世紀末に精神分析療法を創始した精神科医のジグムント・フロイト[1]（Sigmund Freud）は「外的な危険を察知した時に生じる不安は警戒信号（**不安信号**）として働き、心身がそれに対処する準備をする」と考え、このような不安を**現実不安**と呼びました。現実不安は、誰もがもつ感情で、いわゆる**健康な不安**です。

なお、後にフロイトは、心の内面の葛藤や危機感から生じる不安についても言及しましたが、むしろ、精神的な治療が必要になるのは、このような内面に原因がある不安に圧倒された場合です。

現実不安への対処として、場合によっては逃げ出すことが最善であると決断することもあるでしょう。

二〇一六年秋に『逃げるは恥だが役に立つ』（脚本：野木亜紀子）というテレビドラマ（原作は海野つなみのコミック）が大ヒットしましたが、このタイトルはもともとハンガリーの諺《ことわざ》だそうです。諺は、何世代にもわたって生き残った生活の知恵といえます。本来、この諺が私たちに指し示すアドバイスとは異なるかもしれませんが、逆説的に、いざとなれば逃げてもいいのだと思えることで、もうしばらく、もうちょっとだけ、不安を抱えた状況に向き合ってみようと考えることができるということもあるような気がします。

けれど、現実不安が耐えがたいにもかかわらず、どうにも逃げようがないと感じたり、内面に原因がある不安が高まりすぎて耐えられなくなったりした場合に、それらの不安を無意識の底に押し込めて、意識にのぼらせないようにするような心の働きが起こることがあります。そうすると、不安な出来事自体は覚えていても、不安はあまり感じなくなったり、不安な出来事そのものさえ忘れてしまったりすることがあります。このような心の働きを**心的防衛**と呼びます。文字通り、不安によって心が壊れないように護る作用が人間の心には備わっているのです。

心的防衛が過剰に働くと――つまり、不自然なほど強力に、あるいは長期的に作用すると――、その不安は無意識に閉じ込められただけで、なくなったわけではありませんから、「外に出たい」という力が働いて出口を求めるようになります。その出口では、出ようとする力と出すまいとする力が拮抗するため、不安は意識にのぼっても心が耐えられるような様相に変形されて――つまり、身体症状や別の病的な不安として――表出されます。これを精神分析理論では**妥協形成**と呼んでいます。この場合、本来の不安が何だったのか、本人にはわからなくなっているのが特徴です。

私の外来を受診した、ある年配の女性は、目につくこと、耳に入ることが次々に不安の種になり、それらが頭から離れず、落ち着かず、緊張のあまり身体のあちこちがこわばったり痛くなったりしていて、夜もあまり眠れなくなっていました。診察室で話している間も、椅子にじっと座っていられなくて、身体を揺するように動かしていました。診断は全般不安症（第8章参照）で、精神科の治療が必要でした。発病した頃の話を聴くと、夫ががんの診断を受けていたことがわかりました。受診に付き添ってきていた娘さんの話からも、この女性は夫を非常に頼りにしていたようでしたので、かなりのショックを受けたでしょうし、今も夫の病状が心配だろうと想像して尋ねると、その反応は実にあっさりとしたもので、「子どもたちがしっかりしているので大丈夫です。それより……」と、夫の話題はすぐに退けられて、別の不安な事柄を次々に並べ立てていくのでした。

読者の皆さんにはすでにおわかりだと思いますが、この女性の本来の不安は、夫を喪う不安でした。したがって、治療の最終目標は、本来の不安が意識にのぼっても心が耐えられるように援助することでした。

この女性は、本来の不安を感じないようにすることによって、自分自身の気持ちと自然な交流ができなくなっていました。そして、そのことによって、夫とのコミュニケーションもまたギクシャクしたものになっていました。表面的には、その原因は全般不安症を発病して、病的な不安に没頭していたことにあるように見えましたが、問題の本質は別にあったのです。

人間の心というものは不思議なもので、第三者から見ると一目瞭然であることも、本人はまったく気づいていないということがよくあります。「自分の後頭部は鏡でしか見えない、じかに見ることはできない」ように、自分のことはわかっているようで、まるでわかっていないものです。

ところで、時々、患者さんに「薬で不安をなくしてください」と頼まれることがあります。けれど、精神科医が処方している薬は病的な不安を和らげることはできても、本来あるべき不安をなくすことはできません。もしもそんな薬が開発されたとしたら、心はむしろバランスを崩してしまうような気がします。

ストレスと不安

ストレスという言葉は誰もが知っていて、それがどのようなことを示すのかも漠然とわかったような気になっています。たとえば、残業続きで疲労が蓄積していっていると感じた時、私たちは「ストレスがたまっている」などと表現します。あるいは、自宅近くで毎日のように続くマンション工事の騒音に悩まされてイライラしている時、「騒音がストレスです」などと訴えたりもします。実は、この場合の「騒音」は、正確にはストレス自体ではなく、ストレスを生み出している**ストレス因（ストレッサー）**です。

このように、ストレスという言葉の使い方にはしばしば混乱がみられますが、ストレスの本質についても、完全に明らかになっているかというと、そうとも言えないのです。それは、ストレスが必ずしも病的な状態を意味するとは限らず、逆に活力を与える可能性を秘めていることもあり、さらには心理的な側面と身体的な側面の両方にまたがった、複雑で、広範な概念であるためです。

ストレスという用語は、もともと物理学などで使われていたもので、「物体が外力などで歪んだ状態」を指します。いつからか、ストレスという言葉は日常語としても使われるようになったようですが、一九五〇年代、カナダのマックギル大学に勤務していた生理学者ハンス・セリエ（Hans Selye）が初めて現在使われているような学術用語として用いました。

セリエのストレス理論の基本には、**ホメオスタシス**（homeostasis）の概念があります。セリエによると、一九世紀後半にフランスの生理学者クロード・ベルナール（Claude Bernard）による「生命あるものの最大の特徴の一つは、外界の変化の如何にかかわらず、生物が自身の内部環境を一定の状態に維持せんとする能力を有することであろう[2]」と指摘された能力を、後に、ウォルター・ブラッドフォード・キャノン（Walter Bradford Cannon）がホメオスタシスと名づけました。セリエは、人間のホメオスタシス作用によって「病気というものは、単に受け身の、損傷にさいなまれている事実にとどまらず、損傷にもかかわらず身体の各組織が一定の均衡を維持しようとするための闘争をも内に秘めている」[2]と考えました。そして、彼は、実験動物に対して、ホルマリンなどの有害物質の注入、寒冷や熱といった物理的刺激、外傷や過激な運動などのさまざまな刺激を加える研究を重ねることによって、刺激の種類にかかわらず、ある共通の全身的な反応が起こることを発見し、これを**全身（一般）適応症候群**（general adaptation syndrome）と名づけ、全身（一般）適応症候群を惹起する刺激をストレッサー（ストレス因）と呼んだのです。

全身（一般）適応症候群はストレス因への反応過程といえますが、時間を経て、警告反応期、抵抗期、疲弊期へと展開します。警告反応期と抵抗期では、生体はストレッサー（外界からの侵襲）が存在する新たな環境に順応しようとして変化を試みますが、疲弊期ではもはやストレッサーに圧倒されて急速に死にいたるというのです。

精神科医の林峻一郎は、このようなセリエ学説を「セリエが上記の侵襲への生体変化を適応メカニズムと考え、それに『ストレス』という用語を与えたとき、大きな変化が生じた。つまり、『病気』とは『適応メカニズム』であり、一般適応症候群での抵抗期とは適応力を高めている時期となる。つまり、ストレス状態とは適応力の上昇への努力を意味する」[3]と解説しています。

セリエがストレスへの反応過程を「防衛」ではなく「適応」と名づけた所以《ゆえん》は、林が指摘しているように、そこに単なる「防衛」以上の意味を見出していたということでしょう。

セリエはポジティブな結果を生むストレスを**ユーストレス**（eustress）と呼びました。ユー（eu）はギリシャ語で「よい」という意味です。これに対して、有害なストレスを**ディストレス**（distress）と呼びました。ディストレスは英語で日常的に使われている言葉で「苦痛」という意味がありますが、ディストレスのディス（dis）にはラテン語で「悪い」という意味があります。ユーストレスはディストレスに比べて、傷害の程度が小さく、それは、言うなれば、変化にスムーズに順応するためのストレスといえるかもしれません。つまり、セリエ[2]は「新たな環境に順応（適応）しようとする生体の動きが生体の潜在能力や可能性に道を拓く」と考えたのです。

さて、その後、セリエの身体反応に関するストレス研究を心理学的な意味のストレスとストレッサーの研究へと展開したのは、米国の心理学者リチャード・S・ラザルス（Lazarus, R. S.）でした。

ラザルスは、ストレスを「ある個人の資源に何か重荷を負わせるような、あるいは、それを超えるようなものとして評価された要求である[4]」と定義しました。この定義の重要な点は、**評価**にあります。つまり、環境側からの圧力や要求をその人がどう感じるか、あるいは、どう解釈するかによって、同じ状況にあっても、ストレスの強さは変わってくるということです。どう感じるかは、その人の能力ばかりでなく、経験やパーソナリティによっても違ってきます。
これについて、二〇一八年冬に放映されていた『アンナチュラル』（脚本：野木亜紀子）というテレビドラマの例を出して説明してみたいと思います。

ドラマの登場人物の一人の、法医学者の中堂さん（男性）の口癖は「クソッ」でした。中堂さんの助手をしていた坂本さん（男性）は、中堂さんが発する「クソッ」という言葉が自分に向けられているかのように感じて、威圧感や恐怖感を抱くようになりますが、転職への不安もあって退職する決心もつかず、ついに坂本さんは中堂さんをパワーハラスメント（以下、パワハラ）で告訴する行動に出ました。

そもそも、中堂さんはいつも不機嫌な顔をしていて、誰に対しても拒絶的で、自分のことは一切語りません。口癖の「クソッ」が彼の人となりを代弁するようなコミュニケーションでした。これなら坂本さんじゃなくても誰だって威圧感をもちますし、仕事自体もしづらくなるだろうと、視聴者も坂本さんに同情を禁じえません。それを裏づけるように、坂本さんの前に中堂さんの助手だった人たちは「長くて三ヵ月で退職していた」という情報が同僚から語られます。特筆しておきたい点は、坂本さんのストレスには、中堂さんの発言や態度によるものばかりでなく、「退職しても、転職先が見つかるかどうかわからない」という不安も影響していたということです。

別の同僚のはからいによって、パワハラ被害の訴えを取り下げる代わりに居心地のいい転職先を紹介された坂本さんは、ストレッサーの中堂さんのもとから逃げることができました。

その後、彼はもとの職場で起こる問題にヘルプ要員として巻き込まれる中で、中堂さんが語らなかった心情や過去を知るようになります。ストレッサーから距離を置くことによって生まれた坂本さんの心の余裕は、中堂さんを見る目を変え、坂本さんの心の中の中堂さんは「迫害的なモンスター」から「悲しみを抱えた不器用な人間」へと変わっていったようでした。

こう申し上げるのは、もしも坂本さんがそのまま中堂さんの助手のままで「クソッ」を浴びせられ続けていたとしたら、中堂さんに対する感じ方は変わらなかったかもしれないと思うからです。中堂さんは相変わらず「クソッ」を連発している傍若無人な人物でしたが、坂本さんの感じ方やとらえ方は変わりました。つまり、中堂さんが「クソッ」と言っても、むやみに自分に結びつけることはなくなったのです。坂本さんは中堂さんを恐れなくなり、むしろ「クソッ」をギャグにして笑いに変えてしまうので、中堂さんもタジタジとなります。結局、坂本さんは再び中堂さんの助手として働くことを選びました。

現実のパワハラ問題がこのような幸福な結末を迎えることはほとんどないでしょう。それでも、このエピソードから学べることはあるように思います。

そのひとつは、ストレスは、それをどのようにとらえ、どのように対処するかというプロセスとして理解することが有用だということです。

もうひとつは、ユーモアはストレスに対する強力な武器になるということです。


ところで、セリエが述べたように、ストレスはほどよい程度であれば、有益に作用します。たとえば、「締切があるからこそ、やる気になるし、集中できる」というようなことはないでしょうか。適度の緊張のおかげで、毎日の暮らしにハリが生まれるということも、よくあることのように思います。

けれど、「締切が迫っているのに、何ひとつできていない」というような状態では、むしろ不安が先行してしまって、まったく集中できないかもしれません。私自身も、茫然としたまま、ただ時間だけが過ぎていくということを経験したことがあります。

この時、身体の中ではどのようなことが起こっているのでしょうか。

ストレス刺激に関する情報は大脳辺縁系を通り、神経伝達物質を介して、脳内の視床下部という場所に伝えられます。視床下部はストレス反応の司令塔のような役割を担っています。ストレスが強すぎたり、ストレスに対処できないと感じたり、あるいは慢性的なストレス状況にさらされているような場合には、視床下部－脳下垂体－副腎間における神経伝達物質やホルモンの相互作用が活発になることが知られています。これによって、**受動的ストレス反応**が出現します。(4) つまり、ストレス状態に対して能動的に行動を起こして取り組もう（闘おう）とするのではなく、逆に、行動意欲を失い、フリーズして（固まって）しまうのです。この例としては、「ヘビに睨まれたカエル」の喩えを思い出していただくと、イメージしやすいかもしれません。この状態は、情緒面では、脳内の**扁桃体**や**海馬**などにも影響がおよんで、不安や抑うつなどを惹起します。(5) **視床下部－脳下垂体－副腎システム**の活性化は、不安症やうつ病などの発症にも関連することが示唆されています。(6)

さらに、女性の場合、非妊娠時の女性ホルモンは、ストレス反応の司令塔でもある視床下部から指令を受けた脳下垂体から分泌されるため、ストレス刺激の影響を受けやすく、月経不順や不正出血などが出現することがあります。また、一般的に、女性は男性に比して、ストレスに対する視床下部－脳下垂体－副腎システムの脆弱性が示唆されています。

不安信号の誤作動

脳内の視床下部は、自律神経の司令塔でもあります。自律神経の「自律」は、その働きを意図的にコントロールできないという意味です。

自律神経システムは感覚と運動の二つの要素で構成されています。そのうちの運動要素は**交感神経**と**副交感神経**に分けられますが、両者は全身の臓器に対して互いに拮抗した働きをしています。たとえば、交感神経は心拍数を上げて、内臓からの血流量を増やし、呼吸数を増加させます。一方、副交感神経は心拍数を下げたり、消化作用を促進させたりします[4]。言うなれば、交感神経は緊張した時に活発に作用し、副交感神経はリラックスした時に優位に働くシステムです。

ストレス反応では、視床下部－脳下垂体－副腎システムと並んで、**視床下部－自律神経－脳下垂体システム**も活性化することが知られています[5]。これによって、自律神経のバランスが崩れると、さまざまな自律神経症状が出現します。動悸や血圧の変動、めまいやふらつきは、その代表的な徴候です。

二〇一六年四月、熊本で大地震が起こり、多くの方が被害にあいました。同年四月二八日付の『読売新聞』（夕刊）は「被災地では、地震が発生していない時も体の揺れやふらつきなどを感じる**『地震後めまい症候群』**の症状を訴える患者が増えている」「うち女性が九割近くを占める」と報じました（強調は著者）。

二〇一一年三月一一日、私は東京で東日本大震災を経験しましたが、この時にも同じように、地震後めまい症候群を訴える患者さんが少なからずいらっしゃいました。私自身も、実際は余震が起きているわけではないのに揺れを感じることがしばらく続きました。これは、ストレス反応によって出現した自律神経症状であると考えられます。そして、「また大きな地震が起きたらどうしよう」という**予期不安**も、ストレス反応を増幅させていたに違いありません。心身ともに揺れに過敏になっていたといえます。

このような状態について、当時、私は患者さんたちに、こんなふうに説明していました。

「揺れていないのに揺れを感じたり、めまいが起こったりするのは自律神経症状で、いわば、地震に対する警戒センサーが過敏になって誤作動を起こしてしまっているようなもので、病気ではありません。余震がおさまって、不安もおさまれば、症状もよくなると思います」

実際、多くの場合、不安が軽くなっていくと、めまいはおさまっていきました。

熊本大震災の時に「地震後めまい症候群を訴える人たちの大半が女性だった」理由は、いろいろ考えられます。たとえば、長く続く余震のために、日中在宅している女性たちにその影響がより色濃く出たのかもしれません。あるいは、前述したように、女性が男性に比べてストレス刺激に対して脆弱（過敏）であるということも関係があったかもしれません。

いずれにしても、「こういうことがある」と知っているだけで、不安は軽減し、それに伴って不安による自律神経症状も軽減するものです。

正確で、納得のいく情報は、不安を軽減する作用があります。

不安は伝染する

私事で恐縮ですが、老後の不安について語る友人の話を聴いているうちに、だんだん自分も不安になってきて、友人と別れて帰途に着いた後も、先々のことが不安になって暗い気持ちになったことがありました。普段は、老後について、ある程度の準備はするものの、どちらかといえば割り切って日々の生活のことだけを考えているほうなので、自分でも不思議でした。「これは友人の不安が伝染したな」と思いました。

不安だけではなく、感情が伝染するものだということを、たいていの人は身をもって知っているのではないでしょうか。もらい泣きしたことや、つられて笑ってしまった経験は、誰でも一度は経験したことがあるように思います。

感情の伝染は、親しい人同士とは限らず、また、長時間にわたって話し込まなくても起こります。[7] 日々、私たちは無意識に、本人さえ気づかないような些細な表情の変化や振る舞いなどから、相手の感情を読み取っているものです。それができないと、「空気が読めない」などと揶揄されることさえあります。他人の感情を読み取るために、私たちは意識せずにその人に同一化しながら話を聴いているものです。その時に感情は伝染するのです。

感情が人から人へと伝わる中で、時に、それが爆発的な勢いで広がることがあります。この現象は**集団心因性疾患**（Mass Psychogenic Illness：ＭＰＩ）[8]と呼ばれていますが、原因が特定されるまでは「奇妙な病気の流行」としてマスコミを賑わせたりもします。

ＭＰＩは**純粋不安型**と**運動型**に大別されます。

純粋不安型では、過呼吸発作、頭痛、腹痛、失神、めまいなど、さまざまな身体症状が出現します。前述した地震後めまい症候群には、ＭＰＩとしての側面もあるかもしれません。

運動型では、何かに取り憑かれたように輪になって踊り続けたり、自分ではとめられない笑い発作が次々に伝播していったりした例が報告されています。

純粋不安型の代表格である**過呼吸発作の集団発生**は、国内でも中高生の例で複数の報告があります[8]。それは、集団の中の一人が過呼吸発作を起こすことから始まります。その後、周囲に過呼吸発作を起こす人が出現すると、その様子を目撃したり、彼らが搬送されていく救急車のサイレンを聞いたりした人たちが、まるで感染症のように次々に過呼吸発作を起こしていくため、まだ発作を起こしていない人たちまで不安を抱くような状況となります。この時の不安は、「何が起こっているかわからない」困惑、「自分も過呼吸発作を起こすのではないか」という予期不安、「なす術がない」という無力感がまぜこぜになったものです。

通常、ＭＰＩとして過呼吸発作を起こした人たちの大半には目立った精神的不調や悩みはなく、症状も一過性でおさまります。したがって、むやみに恐れる必要はありません。

ＭＰＩへの対応で重要なことは、その集団の一人ひとりが安心でき、無力感を軽減できるようにすることです。そのためには、「過呼吸発作の発生には不安が関与していて、奇妙な病気の流行ではない」ことを明確に説明する必要があります。前述したように、正確な情報は不安を軽減させる作用があるからです。また、過呼吸発作を起こした人たちを引き離して、互いの影響力を鎮静化させることも役に立ちます。

今の日本全体が「不安を集団発生させている」とまでは言いませんが、日々の暮らしの中で、穏やかでない空気が淀んだような、閉塞感や息苦しさを感じている人は少なくないように思います。

不安は生きていくために欠かせない感情ですが、心の天秤がネガティブな考えや不安に傾きすぎていると感じた時には、意識的に、そのバランスを変える努力が必要であるように思います。元気な人の話を横でふんふんと聴いているだけでもいいのです。元気な気持ちが伝染して、気分が上がります。上がり具合は、ほんのちょっとでもいいのです。それでも、息がホッとつけたような、救われたような気分になることがあります。周囲に元気な人がいないからといって諦めずに、テレビやラジオをつけて元気な人を見つけるのも悪くないと思います。もしもテレビもラジオもそばになければ、自分でニッと笑った時の表情を作ってみてください。表情に合わせて、気分も上がることが知られています。これは、**顔面フィードバック理論**あるいは**感情の求心性**というそうです[7]。通常は脳から指令が筋肉に伝えられて手足が動きますが、感情の場合は反対の経路をさかのぼって、表情筋から脳へと刺激が伝わるというわけです。

作り笑いが本物の笑顔になる――嘘から出た真《まこと》とは、このことですね。

女性の不安、男性の不安

先にも述べたように、女性は男性に比べて、ストレスに対する視床下部－脳下垂体－副腎システムが脆弱なため、うつ病や不安症のリスクが高いといわれています。また、女性の場合、非妊娠時の女性ホルモンは視床下部から指令を受けた脳下垂体から分泌されるため、ストレス刺激の影響を受けやすいことも知られています。健康な女性の約三割が月経の七～一〇日前になると、不安や気分の落ち込みなどの精神的な変調、だるさや眠りにくさなどの体調不良を経験しているという報告があります[9]。

このような女性の鋭敏さを弱さととらえることもできるかもしれませんが、これを「他者への救助信号を発しやすい」あるいは「他者からの援助を引き出しやすい」と解釈することもできると思います。そうすると、逆に、男性よりも女性のほうが生体として生き延びる力をもっているようにも感じられます。

小説家の吉行淳之介は「堅くても、頑丈とはかぎらない。柔らかくても、噛み切れないものもある」(10)というアフォリズムを遺《のこ》しています。

堅固に見えていた人が、ある日突然ポキッと折れるように、自ら生命を断つことがあります。自殺未遂は女性に多く、自殺を完遂するのは男性に多いという疫学的な事実は、人間の弱さや強さというものの複雑さを問いかけているようです。たとえば、脳出血で亡くなった人が「実は過労死が疑われる」といった話を聞くと、精神科医としては「その前に心身のエネルギーが枯渇した徴候としてうつ病を発症していたなら、助けられたかもしれない」と残念に思うことが少なからずあります。つまり、時々耳にする「精神的な病気にかかる人は弱い人」という通説は、存外あてにならないということです。人の強さ、弱さというものは、それほど単純には判断できないように思います。

不安と恐怖

不安と恐怖は、どちらも日常語として使われていて、意味も似通っているところがありますが、明らかに異なる部分もあります。

不安は、未知の、漠然としたものや葛藤的なものに対する反応で、しばしば潜伏します。一方、恐怖は、既知の、明確に限定された対象に対する反応で、突然生じるものです[5]。おおまかに、「恐怖は対象のある不安」だと考えるといいかもしれません。たとえば、歩いていて、事故が多発している交差点に差しかかった時に「急に車が飛び出してきたらどうしよう」と思う心理的な反応は**不安**ですが、現に車が自分に向かって突進して間近まで迫っている時に感じる心理的な反応は**恐怖**です。

恐怖に関連する反応としては、驚愕があります[5]。車が迫ってきた時、まず出現するのは驚愕反応で、その後に恐怖感が襲ってきます。

不安も恐怖も、あらゆる人間がもつ自然な感情である一方で、それが病気の症状として現れることがあります。病的な不安や恐怖は、健康なそれとは明らかに質が異なる場合もあれば、その境界線が不明瞭なグレーゾーンにある場合もあります。たとえば、重大な心理的トラウマを体験した人がしばしば発症する心的外傷後ストレス症（第7章参照）では、些細な物音にもびくつき、思わず声をあげるような過剰な驚愕反応がみられます[11][12]。これは消えない恐怖の記憶があるためです。

驚愕反応自体は誰にでもみられますが、それが明らかに過剰である点や、他の症状が伴っていることなどから、治療の必要性が吟味されます。

精神の正常と異常

精神現象は数量化することが難しく、客観的な指標がほとんどありませんから、社会通念や常識の「ものさし」を判断の基準にするしかありませんが、それらは何ともおぼつかないものです。

その意味では、精神科医には、一人ひとりの患者さんたちに対する日々の臨床だけではなく、極端な例をあげれば、社会の体制や価値基準に異を唱える思想家や政治家が「偏った考え方の持ち主」、あるいは「破壊的な行動の扇動者」と見なされ、異常人格者（サイコパスなど）と誤診されるような偏った社会にならないように見守る、精神医学の職能集団としての責務もあるように感じています。

そもそも、精神の正常と異常、あるいは正気と狂気の境界を診断することは、容易なことではありません。現代の精神医療現場では、その人の精神が正常であるか異常であるかという議論を回避する目的もあり、「健康であるか病気であるか」を診断しています。つまり「精神医学的な治療が必要か否か」を診断の中心に据えています。

世界保健機関（World Health Organization：WHO）[14]は、精神が健康であることとは「自分の可能性を実現し、通常のストレスに対処し、生産的に働き、地域社会に貢献できる満足のいく状態にあること」と定義しています。

また、健康ではない状態については、厳密には、**疾患**（disease）と**疾病**（**病気** illness）とに区別されています。

疾患とは、身体疾患のように一定の病因によって症状を呈し、一定の経過や病理組織的所見を有する病的状態を指します。一方、疾病（病気）とは、「健康」に対置される概念で、疾患によるものだけでなく、その人の心理や社会的な生活に不利な状態を呈している場合を意味します。たとえば、厳密には、脳損傷によるパーソナリティの病的な変化は疾患ですが、器質的異常を伴わないパーソナリティの病的な状態は疾病に分類されます。しかし、実際の臨床現場や成書などでは、どちらも「**精神疾患**」と表記されていることが少なくありません。

そこで、このような術語の混乱を避けるために、WHOが制定した診断分類[13]や、アメリカ精神医学会が制定した診断分類[12]では、精神の病的な状態を包括して、**障害**（disorder）という術語が採用されています。その病的な状態が障害と診断されるかどうかは、社会的な逸脱や葛藤が認められるだけではなく、個人的な機能不全を伴っているかどうかで決まります。つまり、病的な症状が認められるだけでは障害とは診断できず、その症状によって社会的にも、職業上でも、家庭内でも、その人が普段のようにパフォーマンスできないという要件が必要だということです。

ちなみに、近年のわが国では、この「障害」という呼称を忌避し、単に「〜症」とする診断名が使われることが多くなっています。それには、「障害」の「害」がもつ意味が誤解を招くことを避けるねらいがあるようです。そのため、「障がい」と表記されていることもあります。本書でも、それにならった診断名を用いています。

参考文献

（1）S・フロイト（懸田克躬、高橋義孝訳）「精神分析入門（正）第三部 神経症総論」『フロイト著作集』一巻、一九九―三八三頁、人文書院、一九七一年

（2）ハンス・セリエ（杉靖三郎、田多井吉之介、藤井尚治、竹宮隆訳）『現代社会とストレス』法政大学出版局、一九八八年

（3）林峻一郎「解説」『ストレスとコーピング―ラザルス理論への招待』八一―一〇八頁、星和書店、一九九〇年

（4）R・S・ラザルス（林峻一郎編・訳）『ストレスとコーピング―ラザルス理論への招待』星和書店、一九九〇年

（5）ジョセフ・ルドゥー（松本元、河村光毅他訳）『エモーショナル・ブレイン―情動の脳科学』東京大学出版会、二〇〇三年

（6）Sadock, B. J., Sadock, V. A., Ruiz, P.（井上令一監修、四宮滋子、田宮聡監訳）『カプラン臨床精神医学テキスト―DSM-5診断基準の臨床への展開（日本語版第三版／原著第一一版）』メディカル・サイエンス・インターナショナル、二〇一六年

（7）ニコラス・A・クリスタキス、ジェイムズ・H・ファウラー（鬼澤忍訳）『つながり―社会的ネットワークの驚くべき力』講談社、二〇一〇年

（8）Jones, T. F.: Mass psychogenic illness: role of the individual physician. *Am Fam Physician* 62(12): 2649-2653, 2000.

（9）城野匡、小川雄右、勝屋朗子他「一中学校で集団発生し、遷延化した過換気症候群」『精神科治療学』二七巻一一号、一四八三―一四九〇頁、二〇一二年

（10）Payne, J. L., Roy, P. S., Murphy-Eberenz, K. et al.: Reproductive cycle-associated mood symptoms in woman with major depression and bipolar disorder. *J Affect Disord* 9(1-3): 221-229, 2007.

（11）吉行淳之介『男と女をめぐる断章―316のアフォリズム』文化出版局、一九七八年

（12）American Psychiatric Association（高橋三郎、大野裕監訳）『DSM-5精神疾患の診断・統計マニュアル』医学書院、二〇一四年

（13）World Health Organization（融道男、中根允文、小宮山実他監訳）『ICD-10精神および行動の障害―臨床記述と診断ガイドライン』医学書院、二〇〇五年

（14）World Health Organization: Mental health: a state of well-being. August 2014.（http://www.who.int/features/factfiles/mental_health/en/）

第2章　不安を投影する社会

テロリズムと恐怖

　この世界のどこかで、毎日のように、テロリズムは起こっています。けれど、日本のテレビや新聞などの報道を通して私たちが知ることができるのは、そのうちの大規模なものや日本人が関係しているものなど、ほんのひと握りの事件だけです。

　テロリズムは、恐怖（terror）から派生した言葉です。歴史的に、テロリズムやテロリストという言葉が初めて用いられたのは、一八世紀末のフランス革命の時だといわれています[1]。フランス革命を推進したジャコバン派指導者のマクシミリアン・ロベスピエール（Maximilien de Robespierre）は、「恐怖は迅速、峻厳、不屈の正義に他ならず、徳性の発現である。それは特殊原則というより、祖国緊急の必要に適用された民主主義の帰結である」[1]と唱えて、フランス国王ルイ一六世と王妃マリー・アントワネットの死刑を皮切りに、貴族や対立派閥の人々など、一年半ほどの短期間に二六〇〇名あまりを処刑しました。しかし、結局、ロベスピエールは対立派によって失脚し、彼が示した「国家が恐怖を利用して国民を支配すること」は「テロリズム」と呼ばれて非難され、彼は「テロリスト」と称されました。つまり、当初、テロリズムは「国家による恐怖の利用」を意味する言葉でした。

その後も、世界的に国家が私人や組織に資金や武器を提供してテロリズムを支援したり、指令を出してテロリズムを実行させたりした例は報道によって明らかになっています[1]。そのような事情もあってか、国際的には、いまだにテロリズムの定義は統一されていません。つまり、国際的な定義ができれば、それによって「国際犯罪」として取り締まることができるのですが、それを望まない事情が各国にはどうもあるようです。国家の犯罪が明らかになることによって、国際間の緊張状態をつくることになることをよしとしないということなのでしょうか。そう考えると、各国の元首が「テロリズムには屈しない」と宣言してはいるものの、事態はそれほど単純ではないのかもしれません。

さて、その一方で、一九世紀から二〇世紀にかけて、テロリズムの意味は、さまざまな拡がりをみせながら変遷してきました。まず、国家に敵対する革命家や無政府主義者による王族や政治家の暗殺などがテロリズムとして台頭しました。たとえば、一九一四年にセルビア人青年がオーストリア皇太子を射殺した事件は、第一次世界大戦勃発の引き金となったことであまりにも有名です。つまり、その当時のテロリズムの標的は、特定の誰かに限定されていたのです。

現在のように、一般の民衆を巻き込んだ、いわゆる無差別テロが大きく注目されるようになったのは、一九七二年に、日本人極左思想グループの「日本赤軍」のメンバー三人がイスラエルのテルアビブ近郊にあるロッド国際空港（現ペン・グリオン国際空港）で起こした「無差別銃乱射事件」が最初だったようです。この事件は多くの死傷者を出し、国際的にも衝撃を与えました。犯人の一人は――真実は不明ですが――「手榴弾で自爆した」といわれ、後の「自爆テロ」に影響を与えたという説があります。これは、そもそもイスラム教では自殺が禁止されているのに、なぜ「自爆」が「聖戦（ジハード）」として正当化できるのか、その論理の出処を探る試みのひとつになっているのかもしれません。

そして、二〇〇一年九月一一日、アメリカを襲った同時多発テロによって、テロリズムの様相は一変したといわれています。[1] 第一の変化は、テロリズムは無差別に民衆を傷つけ殺戮する無差別テロが主流となったことです。第二の変化は、テロリズムの動機です。確かに、それまではテロリズムの多くは、革命家や無政府主義者が現行の制度に不満を抱いて政府の屋台骨を揺るがす意図から行っていたものでしたが、アメリカを襲った同時多発テロの首謀者であるアルカイダは「イスラムの信仰を護るための聖戦」の思想を掲げていたことから、テロリズムの動機は混沌とし、わかりづらいものになったようにも思えます。「なぜイスラムの信仰を護るためにアメリカ社会を攻撃することが必要だったのか」「アメリカはそんなにも恨まれることをしたのか」など、アメリカ国民ならずとも、アルカイダが起こしたテロリズムに当惑した人たちは少なくなかったのではないでしょうか。

読者の皆さんは、ハリウッド映画『チャーリー・ウィルソンズ・ウォー（原題：Charlie Wilson's War）』（二〇〇七年公開／マイク・ニコルズ監督）をご存じでしょうか。この映画は実話に基づいており、そこには二〇〇一年九月一一日の同時多発テロの「前夜」ともいえる歴史的事実が描かれています。残念ながら、この映画の予告編は、チャーリー・ウィルソンを演じた主演のトム・ハンクスがシャンパン片手にブロンド美女たちとジャグジーに入っているシーンが印象的で、この映画の本質的な意義を伝え損なっていましたが、私はこの映画を観て、テロリストたちの動機の一端が少し理解できたような気がしました。[2] 私が腑に落ちた理由を読者の皆さんと共有するために、映画の中で描かれた歴史的事実をご紹介したいと思います。

事の発端は、一九七九年に起きた旧ソビエト軍のアフガニスタンへの侵攻でした。四〇代以上の読者なら、当時、アメリカにならって日本もソ連の行動を批判し、モスクワ・オリンピックをボイコットしたことを記憶しているのではないでしょうか。柔道の山下泰裕さんやマラソンの瀬古利彦さんなど、金メダル獲得が期待されていた選手が日本のボイコットによって涙をのみました。当時、テレビニュースを観て、「政治的な思惑でオリンピックを目指していた人たちの夢が断たれる」ことに少なからぬ衝撃を受けたことを覚えています。

さて、話を戻しましょう。ソ連のブレジネフ政権は親ソ派政権を支援するという名目でアフガニスタンに侵攻しましたが、それにイスラム原理主義ゲリラが激しく抵抗し、応戦しました。当時、ソ連と「冷戦状態」にあったアメリカは、ソ連との正面対決を避けるべく、秘密裏にイスラム原理主義ゲリラにソ連製の武器を供与し、軍事訓練さえ施しました。映画では、年若いゲリラ兵がアメリカ兵から訓練を受けるドキュメンタリーフィルムが差し込まれています。映画の公開と前後して、TBSテレビのニュース特集番組でも、同様のドキュメンタリーフィルムが流され、現地での取材も紹介されていましたが、一連の情報を通して、年若いゲリラ兵がアメリカ兵を師として、あるいは父や兄のように慕っていたことを垣間見る思いがしました。

このように、アメリカがイスラム原理主義ゲリラを支援することになったのは、重要人物とは言いがたい一介の議員だったチャーリー・ウィルソンの粘り強い説得があったからでした。彼は「ソ連の秘かな狙いがアフガニスタンの先のサウジアラビアにあり、アメリカの石油供給を妨げることにある」と考え、「アメリカはその目論見を阻止する必要がある」と、主だった人たちを説得したのです。戦闘は一〇年におよびました。結果、ソ連はアフガニスタンからの撤退を余儀なくされましたが、一方のアフガニスタンも、国民の半数が一四歳にも満たない子どもたちという有り様でした。しかし、アメリカは戦争の勝利を最後に、アフガニスタンを去ったのです。チャーリー・ウィルソンは最後まで「アフガニスタンに学校を建て、支援を続けるべきだ」と説き続けましたが、今度は、彼の願いは聞き入れられませんでした。

二〇〇一年九月一一日、チャーリー・ウィルソンの不安は、現実のものとなりました。以来、ビン・ラディンはアメリカの敵となりました。けれど、ビン・ラディンは、たとえ彼自身が意識していなかったとしても、ただ、かつてアメリカに恋い焦がれ、そして、見捨てられた子どもたちの思いを代弁していただけだったとは考えられないでしょうか。「なぜ彼らがテロリズムを起こしたのか」という理由を考える時、そちらのほうが「イスラムの信仰を護るための聖戦」よりもずっと説得力があるような気がするのです。

アメリカ同時多発テロが起こってから、イスラム過激派はテロリストの代名詞になりました。それが奇妙なことだと気づいている人たちは、決して少なくなかったはずなのに。

一八八六年のヘイマーケット事件に代表されるように、アメリカにおけるテロリズムの歴史は古く、それらのテロリストの多くが白人のキリスト教徒だったということは、知る人ぞ知る事実だったにもかかわらず。

トランプ大統領の誕生に象徴されるように、世界は自国の利益を優先して考えるようになり、さながら第二次世界大戦前夜の状況が繰り返されているようだと危惧する人たちは少なくありません。しかし、個人的には、その見解は単純にすぎるのではないかと訝《いぶか》しんでいます。恐れるべきは、他国間の戦争よりも、張り巡らされた「壁」の内側に潜む無数のテロリスト予備軍であり、私たち自身の閉塞感なのではないでしょうか。

第二次世界大戦前夜、ヒトラーやムッソリーニというリーダーを求めた、かつての民衆を「強い親を求めた困窮する子ども」に喩えるなら、テロリストを生んだ現代の民衆は、さながら「見捨てた親をいつまでも糾弾し続ける子ども」のように感じることがあります。

いじめの構造

アドラー心理学を解説した単行本『嫌われる勇気』[3]は、二〇一五年と二〇一六年の二年連続年間ベストセラーになり、その後、テレビドラマになった影響もあって、ロングセラー本として多くの人に知られています。内容もさることながら、『嫌われる勇気』というタイトルに心惹かれた人も少なくなかったのではないでしょうか。そういう私たちは、きっと嫌われる勇気をもちたいと願っているのでしょう。そして、それは、裏返せば、内心、嫌われることへの不安を抱えているということでもあるように思います。

「嫌い - 嫌われる」ことがプライベートな場面で、一対一で起こったものであれば、解決策はシンプルで、関係を修復できるか、断念するかを検討して、行動に移せば済むことかもしれません。けれど、それが一人対集団の場面で、しかも学校や職場などで起こった場合、事は途端に複雑になります。そして、その延長線上には、いじめと呼ばれる問題が待ち受けていることがあります。

いじめ問題を考える時、かつて、私の外来を受診した一人の女性患者さんを思い出します(4)。当時、彼女は四〇代で、高校に入ったばかりの息子さんがいました。私の外来には、憂うつな気持ちが続いていて、何もする気にならないため、かかりつけの内科医に受診を勧められてやってきました。

彼女の話を聴くと、一人息子の雅人(仮名)君は幼い頃から優秀で、第一志望の高校にも入学できたというのに、夏休みが終わった頃から、たびたび学校を休むようになっていて、そのことで悩んでいるというのです。当初、雅人君の父親は説教をしてみたり、あげくに怒鳴りつけたりして、息子を何とか登校させようとしていました。夫婦そろって、「一人息子を高校中退などという人生の落伍者にはしたくない」と必死で、「なぜそんなにも学校に行きたがらないのか」ということに考えがおよびませんでした。

そのうちに、彼女はうつ状態を呈するようになって、私の外来で通院治療を受けるようになりました。彼女はうつ状態になってしまったので、雅人君を叱ったり諭したりするような元気はありません。それまで夫婦そろって雅人君に詰め寄っていたところが、父親一人を相手にすればよくなりましたから、雅人君の負担は少し減ったわけです。一方、彼女は、自分のうつ状態の苦しさが夫の目にはただの怠けにしか映らず、理解してもらえないことを悩むようになりました。そして、「雅人にも同じように外側からはわからない苦しみがあって、そのために学校に行きたくても行けないのではないか」と考えるようになりました。それでも、この時にはまだ、彼女はいじめの存在には気づかず、雅人君は自分と同じうつ状態を患っているのではないかと心配していました。雅人君が骨折するような大怪我をして帰宅しても、転んだだけだという本人の話を鵜呑みにしていたのです。

やがて治療によってうつ状態がよくなってきた彼女は、相変わらず怒鳴り続ける夫から雅人君をかばい、「苦しければ無理に学校に行かなくていい」と伝えるようになりました。そうすると、それまで見えてこなかった雅人君の傷だらけの姿に初めて気づいたと言います。雅人君もやっと重い口を開き、生命の危険を感じるほどのひどいいじめにあっていると告白しました。

その後、雅人君は高校を退学し、大検の受験勉強に励むようになりました。うつ状態から快復した彼女は、今日で治療を終了するという日に、しみじみと「いろんな生き方があるのだと、今は心から思えますけど、あの当時は、高校を中退なんてしたら人生の破滅だという考えを息子に押しつけて、いじめからの脱出口を塞いでいたのですね。かわいそうなことをしました」と語って、帰られました。

結局、私は雅人君と直接会って話すことはありませんでしたが、彼の母親の治療を介して、間接的に雅人君がいじめから解放される手助けをしていたのかもしれないという気がしています。というのは、彼の母親は、自分がうつ状態を患ったことをきっかけとして、雅人君の内面の苦しみに目を向けられるようになりましたが、振り返ってみると、私には、この母親が無意識のレベルで息子の救助信号をキャッチして、彼の代わりに心理的な援助を求めて受診したように思えたからです。母親の変化は雅人君を変化させ、彼は母親を介して外の世界への視野を取り戻すことによって、いじめという閉鎖空間から抜け出すことができたのではないかという気がしています。

では、なぜ雅人君は直接いじめから抜け出すための援助を求めることができなかったのでしょうか。

ここに、偶発的な暴力事件とは異なる、いじめ問題の複雑さや難解さがあるように思います。第三者は「いじめを告発すればいいじゃないか」とか、「自殺するくらいなら、学校に行かなければよかったのに」と単純に考えがちで、なぜいじめの被害者がその場にとどまり続けるのか、あるいは、いじめから逃げ出すために自殺という究極の方法を選んだのかを理解しかねるのが普通です。

私は、いじめの構造について、次のような考えをもっています。

学校は閉鎖的な空間で、生徒たちは、それと意識しているかどうかはともかく、「教師や教師が書く内申書によって管理され支配されて逃れられない」息苦しさと、それと矛盾するような「排除される(落ちこぼれる)」不安を抱いているように見えることがあります。その中で、いじめの加害者たちは、管理・支配されることに対する鬱屈した感情や落ちこぼれる不安を、いじめの対象を支配することによって解消しようとしている——つまり、受身的に体験した自分たちのストレス体験を能動的な立場で体験し直すことによって、その体験を克服しようとしているように思えるのです。

このような心の動きは、フロイトによって**反復強迫**(5)と名づけられています。彼は、人間には同じようなストレス状況に繰り返し身を置く傾向があることを見出しました。それは、恋愛関係がどれも同じような経過をたどって悲恋に終わる恋人たちのように、同じ立場を反復することによってパターンを修復しようとする試みである場合もあれば、受動的な立場から能動的に状況を支配する立場になることによって、苦痛な情緒を克服したという**幻想**を得ようとする場合もあります。いじめの加害者たちは、後者にあたります。

このような幻想を強化するために、いじめの加害者たちは、自分たちをことさらに大きく見せようとするかのように、いじめのターゲットに理不尽な命令をしたり、暴力を振るったりします。あるいは、無視することで相手が弱るのを目の当たりにすることによって、自分のパワーを確認しようとします。けれど、いじめの加害者たちは、もとはといえば「支配される」側の心情を体験してもいますので、自分の目の前で虐げられている相手に自分自身を重ねて見ないわけにはいきません。この時、現実の関係は幻想に乗っ取られ、悲劇が起こります。つまり、いじめのターゲットのおどおどした態度は、社会に対して何物でもない無力な加害者たちの姿でもあります。その姿を見せつけられて、加害者たちは無意識に苛つき、いじめ行動をエスカレートさせていきます。この時、加害者たちにとって、被害者は痛みを感じる現実の人間ではなく、幻想上の対象としてとらえられているため、どんな残酷なことでもできてしまうのです。そして、その対象は自己の延長線上にあると感じていますので、彼らは対象を手放したくても手放せずに、執拗に追い続けることになります。誰も自分自身からは逃げおおせないということです。

このような関係性は、次のように言い換えることができるかもしれません。すなわち、いじめの加害者たちは、自分たちの不安を被害者に**投影**して、被害者をコントロール（支配）することによって、自分たちの不安をコントロール（克服）しようとする心理的な機制が働いていると考えられます。これも、彼らが作り出した幻想であることに変わりはありません。

投影という心的防衛は、耐えられない感情を感じないようにしたいがために、ただ無意識の底に押し込める――これを**抑圧**と言います――だけではうまくいかない時に、あたかも自分の感情を相手というスクリーンに投影するように、その感情は自分ではなく他の人が抱いている感情だと思いこむことによって、心の平安を取り戻そうとする試みです。

いわば、いじめの被害者は、いじめの加害者や他の生徒たちの「落ちこぼれる不安」や「嫌われる不安」を投影された存在です。彼らは、被害者に不安を投影することによって、一時的にでも自分たちの不安を遠ざけることができるのです。

一方、いじめの被害者も、それと意識せずに、加害者たちの幻想に巻き込まれていきます。被害者は、加害者たちを「残虐な支配者」として認知し、その対となる自分自身を「耐えるしかない無力な存在」と感じているように見えます。この状態は、生物学的には受動的なストレス反応（第1章を参照）として理解することもできます。つまり、被害者はストレスに対して闘う意志をなくし、凍りついて（フリーズして）います。

遠巻きに見ている他の生徒たちの心的態度も、いじめの被害者の孤立感を強めます。なぜなら、傍観者の集団の中にも自分の居場所がないことを感じとるからです。このような被害者の孤立感は、幻想的な関係性からの覚醒（正気づけ）を妨げ、被害者はその場にとどまり続けることになります。

今や、「支配‐被支配」という幻想を共有した加害者と被害者は、他の生徒たちにとって「いじめ集団」という一塊《ひとかたまり》の存在に見えています。そして、他の生徒たちは、いじめ集団のまがまがしい雰囲気に支配されて抗うことのできない自身の無力さから目をそらすように、いじめ集団に対して見て見ぬふりを決め込んでいるかのようです。けれど、この時点ですでに、いじめ集団と、それを遠巻きにしている生徒たちはともに、同じような「支配‐被支配」の関係に取り込まれています。そして、この関係性もまた幻想的な色彩をもつため、現実の世界――幻想の外側――からは見えにくくなっています。これこそが、教師たちに「いじめの事実はない」と言わしめる構造であるように思います。

時として、この幻想的な関係性は、被害者の自殺という形で終わることがあります。そして、多くの場合、周囲の人たちは被害者の自殺に至る心理を理解しかねます。

自殺は、自分で自分に攻撃を加えて抹殺することです。それは、ある意味、攻撃的な加害者に同一化することによって、無力な自分を克服する究極の手段だったと解釈できるかもしれません。同時に、被害者の自殺はいじめの加害者への攻撃となって、その立場を逆転させます。

被害者を死に追いやった犯人探しは、マスコミの介入によって、今度はいじめの加害者を責めたてるような、新たないじめの構造が生まれることさえあるように思います。

これまで考察してきたように、いじめの構造が幻想的な関係性から成り立っているとしたら、その解決策は、その閉じられたサークル（円）に風穴を開けて、新たな視点を提供し、リアリティのある行動を提案できるような第三者が介入することです。けれど、閉鎖的な学校環境に第三者が介入することは、口で言うほどたやすいことではないように思います。なぜなら、一般的に、集団は侵入する「異物」に対して警戒し、敵対する性質があるからです。その反応は、生体が異物に対して免疫反応を起こす性質に似ています。そう考えると、現場のスクールカウンセラーの苦労が実感できるような気がします。

とすれば、もうひとつの解決策は、生徒たちの抱えきれないほどの不安やフラストレーションを軽減すること、あるいは、不安を凌駕するような「いい体験」を積み重ねていくことにあるように思います。さらに付け加えるならば、彼らが学校以外の世界をもつことも役に立つかもしれません。幻想的な関係性を正気づけてくれるリアルな関係性を育むことが、彼ら自身の努力課題になるでしょう。その時に、彼らを見守る大人たちの役割と責任が小さくないことも、肝に銘じておかねばならないことのように思います。

もちろん、SNS（ソーシャル・ネットワーキング・サービス）は、幻想的な関係性の温床になる危険性があり、いじめの構造が構築されやすいことは改めて言うまでもありません。

疑似恐怖という名の快楽

人間には「恐怖」を楽しむ心性があるようです。もちろん、楽しめるのは、それが本物の恐怖ではないことがわかっているからです。サスペンス映画やオカルト映画の観客は、絶対に安全な場所に自分の身を置いたうえで「恐怖」を体験したいという期待をもって、映画館に足を運びます。本項では、このような娯楽として楽しむ「恐怖」を**疑似恐怖**と呼び[7]、この不可思議な心性について考えてみたいと思います。

疑似恐怖を楽しむためには、「危険は絶対に自分の身には降りかからない」という前提が必要です。過去に事故を起こしていることを承知し、絶対に安全であるという保証などないことを正確に認識したうえで、ギャンブル的なスリルを求めて、ジェットコースターに乗ったり、バンジージャンプに挑戦したりするような人はいません。人々は無意識に万が一の危険性さえ**否認**して、心の中では自分を絶対的な安全圏に置いたうえで、限りなく危険な状況を味わい、楽しむのです。そして、無事アトラクションから帰還することによって、自分の中にある「危険を恐れる気持ち」を克服したかのような満足感を得るように思います。小説や映画の場合は、体感的なアトラクション以上に確実な安全が保証されています。そこには、真の恐怖は存在しません。

私たちが味わう疑似恐怖には、ハラハラドキドキなどと表現されるような予感の意味合いが含まれています。たとえば、読者の皆さんは『恐怖の報酬』（一九五三年公開／アンリ＝ジョルジュ・クルーゾー監督）という映画をご存じでしょうか。私は、子どもの頃に、確か大晦日の深夜だったと思いますが、家族が寝静まる中、一人、テレビで放送されたこの映画を何となく観始めて、気がついたら夢中になっていたことを今でもはっきりと覚えています。主人公はトラックで山道を越えてニトログリセリンを運ぶ仕事を請け負いますが、映画の冒頭で、ニトログリセリンはダイナマイトの原料でわずかな振動でも爆発しかねない危険物であることが知らされます。観客である私は、ニトログリセリンを積んだトラックがデコボコの山道でガタンと揺れるたびにビクッとします。そして、次の場面で爆発を免れたことを知って、胸をなでおろすのです。それは、瞬間的に、脳裏には回避したはずの爆発の状況を反射的に思い浮かべて比較していたからだと思います。家族が寝静まる深夜というシチュエーションも、子どもの私にはスリルを感じさせました。いわば、危険と安全とのシーソーゲームのような快感が、私を釘づけにしました。

その後に観た映画の中で、『ジョーズ』（一九七五年公開／スティーヴン・スピルバーグ監督）と『エイリアン』（一九七九年公開／リドリー・スコット監督）は、恐怖の対象が実際に出現するよりも、出現を予感させるほうが疑似恐怖をより鮮明に体験できることを印象づけた傑作でした。映画の全編を通して、ジョーズと呼ばれる巨大な人食いザメや、人々に襲いかかるエイリアンは、数えるほどしか画面に登場しません。観客は、さざめく波や走る影、登場人物たちの怯える姿などを観ることによって、あるいは、突然響きわたる大音響によって、実際に恐怖の対象が画面に現れた時以上の疑似恐怖を体験するのです。

疑似恐怖は、そこに閉鎖回路あるいは循環（サークル）と呼べるような仕掛けを作り出すことによって、さらに高められるように思います。たとえば、ホラー映画の秀作『エルム街の悪夢』（一九八四年公開／ウェス・クレイヴン監督）では、夢の中での殺人が同時進行で現実の世界でも起こり、被害者の家族は、一瞬の間に血まみれとなった被害者を目の当たりにします。観客は、夢の中の殺人鬼フレディに追いつめられる被害者に同一化することによって、疑似恐怖を味わいます。「眠れば殺される」という設定は、私たちが普段ほとんど意識することのない「眠らずにはいられない」という生理現象を疑似恐怖へと変えます。そして、夢の中の殺人が現実化することによって、夢と現実の境界が曖昧になっていきます。今、未来の被害者が安穏としている世界は、本当に現実なのだろうか――やがて、観客は、現実だと思っていた場面が夢だったと判明するだけで、疑似恐怖へと追い立てられていきます。殺人鬼フレディは、すでに死亡しているという設定によって、逆に不滅の存在として登場します。観客は、不滅の殺人鬼が繰り広げる終わりのない殺戮の悪夢に閉じ込められたという感覚を味わい、無力感とともに疑似恐怖を体験します。『エルム街の悪夢』のエピローグで、ドリームマスターと呼ばれる少女によって殺人鬼フレディは倒されますが、次の瞬間にはフレディは復讐のために甦り、悲劇の堂々巡りが続くことを暗示して、物語は続編のプロローグへと滑りこみ、映画自体が見事な閉鎖回路（循環）を形成しています。

疑似恐怖が疑似恐怖たる所以は、「時間がくれば、その体験から降りられる」と保証されていることです。そこが本物の恐怖とは異なるところです。映画が終われば、室内の照明は明るくなり、映画館の外には穏やかな賑わいが待っています。観客は殺人鬼フレディが現れることのない安全な世界に戻ってこられたことに、ホッと人心地《ひとごこち》をつくのです。このような疑似恐怖と対比させた安全感の確認も、私たちが疑似恐怖を快楽として求める理由であるように思います。

私たちは、どんな人でも、程度の差こそあれ、幼い頃から、さまざまな恐怖を体験したり、恐怖の場面を目撃したりしています。そうやって心の中に蓄積された恐怖をどうにかやりすごす試みのひとつが、疑似恐怖を求める心性なのかもしれません。

私は若い頃、精神療法（サイコセラピー）の治療者としての訓練の一環で週四日の精神分析療法を受けましたが、その最中《さなか》の一時期、取り憑かれたようにホラー映画ばかり観ていた時期がありました。今振り返ってみると、当時の私は、自分の無意識に眠る不安や恐怖と対峙し始めていたように思います。それはまだ、ホラー映画の登場人物に投影した私自身の不安や恐怖を眺めているような、ほのかな予感のようなものに過ぎなかったのかもしれませんが、それらの不安や恐怖から目を背けることはできないという、ぼんやりとした決意を反映するように、私はホラー映画を観続けていたような気がします。

攻撃者との同一化

閉鎖回路の仕掛けが疑似恐怖を醸成するように、本物の恐怖も閉鎖された空間から生まれることがあります。たとえば、銀行や大使館などの立てこもり事件で人質となった人たちは、さながら悪夢に閉じ込められたように感じていたに違いありません。

長時間、人質として犯人とともに過ごしているうちに、犯人の心情に同調する心理が人質に生じることがあります。一九七三年にストックホルムで起きた銀行強盗立てこもり事件で、その現象が一躍有名になりました。人質の中に、解放後も犯人をかばい、警察に敵対的な態度をとる人たちが現れたのです。この出来事はセンセーショナルに報道され、以来、このような人質の心理は**ストックホルム症候群**として紹介されるようになっています。

しかし、ストックホルム症候群の名が世に出るずっと以前から、「自分にとって脅威となるような人物に同一化することによって、不安や恐怖に対処する」心的防衛は知られていました。精神分析の創始者ジグムント・フロイトの娘で、自らも精神分析家だったアンナ・フロイト（Anna Freud）は、これを**攻撃者との同一化**(8)と名づけています。

いじめの加害者がしばしば集団を成すのも、攻撃者との同一化によるものと考えられます。一方、自殺したいじめの被害者は、攻撃的な加害者に同一化することによって、自分の不安や恐怖を克服できると信じていたのかもしれません。

攻撃者との同一化は、危機的な状況から生き延びる手段のひとつですが、救出された後に彼らを待っているのは、攻撃者との同一化によって否認していた不安や恐怖に改めて向き合うことです。なぜなら、心的防衛は、その人の心の中から不安や恐怖そのものを消し去ることはできないからです。場合によっては、遅れて訪れた不安や恐怖が心的外傷後ストレス症（第7章参照）を発現させることがあります。それほど、彼らが体験した不安や恐怖は耐えがたいものなのだといえます。

ニュース番組の娯楽化

振り返れば、一九八八年四月、それまで娯楽番組の司会者として名を馳せていた久米宏さんがテレビ朝日の報道番組『ニュース・ステーション』のメインキャスターとなったことが、ニュース番組の娯楽化の始まりだったような気がしています。当時、私はＴＢＳの音楽番組『ザ・ベストテン』を毎週楽しみに観ていましたので、彼が降板した時には、あの軽妙なトークが聞けなくなるのかとガッカリしたものです。その彼が「ニュースキャスターになる」というニュースは、私ばかりでなく、多くの視聴者に衝撃をもって受けとめられたように思います。

あれから三〇年あまり経った現在、テレビはニュース番組であふれていて、アイドル・スターといわれる人たちがキャスターを務めていても誰も驚かなくなりました。

ある報道カメラマンは、テレビ番組でこんなことを話していました。彼は「どんな危険な場所でも、カメラのフレームから覗くと恐怖心がなくなって、どんどん突き進んでしまう」というのです。フレームを通して観る危険地帯は、彼にとって疑似恐怖と化しているようでした。けれど、そのことは、現実の彼にとって生命を危険にさらす、恐ろしいことです。

二〇一一年三月一一日、テレビに流された津波の映像が視聴者の恐怖をどんなに駆り立てたとしても、それは到底、真の恐怖に追いつくものではありません。私たちは、それと意識せずに、他人の悲劇を疑似恐怖として体験しているという、認めたくない事実を認めないわけにはいきません。

それでも、児童虐待のニュースを知れば――自分の子どもの振る舞いに苛つかない親はいませんから――、「自分は大丈夫か」と不安になります。それは、どんなに成熟した人たちの心の中にも攻撃性や暴力性が潜んでいることを無意識に感じているからです。普段は意識されない攻撃性や暴力性であっても、不安やフラストレーションが高まった時や、いじめ集団のような幻想的な関係性の中では、無軌道に現れることがあると無意識に知っているからです。

今日もニュース番組から目が離せないでいる私たちは、まるで真の恐怖が潜んでいる藪の周囲をグルグルと空しく回り続けているかのようです。そして、藪から急に真の恐怖が飛び出してこないことを確認しないと、安心して眠りにつくことができない――そんな私たちの心性がニュース番組を娯楽にしているのかもしれません。

参考文献
（1）清水隆雄「テロリズムの定義―国際犯罪化への試み」『レファレンス』五五巻、三八―五五頁、二〇〇五年
（2）平島奈津子（匿名記事）「かたるしす」『精神療法』四三巻二号、一六一頁、二〇一七年

（3）岸見一郎、古賀史建『嫌われる勇気―自己啓発の源流「アドラー」の教え』ダイヤモンド社、二〇一三年
（4）平島奈津子「『イジメ』の深層心理―排除されしもの」『imago』六巻二号、一一八―一二四頁、一九九五年
（5）S・フロイト（井村恒郎、小此木啓吾他訳）「想起、反復、徹底操作」『フロイト著作集』六巻、四九―五八頁、人文書院、一九七〇年
（6）Gabbard, G. O.: The therapeutic relationship in psychiatric hospital treatment. *Bull Menninger Clin* 56(1): 4–19, 1992.
（7）平島奈津子「『疑似恐怖』という名の快楽」『imago』五巻四号、一七四―一八一頁、一九九四年
（8）A・フロイト（牧田清志監修、黒丸正四郎、中野良平訳）『アンナ・フロイト著作集』二巻（自我と防衛機制）、岩崎学術出版社、一九八二年

第3章 パニック症と広場恐怖症

不安の起源

フロイト(1)は、人間の不安の起源は母親との**分離不安**にあると考えました。人間の乳児は一人では生きていけないという意味で生物学的に無力ですが、そのような生物学的な無力さは精神的な無力さにつながるというのです。乳児は母親あるいは母親に代わる養育者によって、世話を受け、危険な状況から守ってもらわねばなりません。その意味では、人間の根源的な不安は**依存欲求**と密接に関連しています。フロイトによれば、乳幼児の成長過程において、不安は、依存や愛情への欲求が挫折する(拒絶される)かもしれないという予感であると同時に、それらの挫折(拒絶)の緩和された反復だというのです。これを平たく言い換えると、不安は依存や愛情を拒絶された時の苦痛がその直後よりも和らいだ状態で予感として甦ったものだというわけです。フロイトは、さらに論を進めて、結局、それらの不安は死の不安へとつながるのだと述べています。

一方、フロイトの弟子だったオットー・ランク（Otto Rank）は、人間の根源的な不安は、母親の胎内から産道を通り抜ける際の窒息様の体験に由来するという仮説を提出し、これを**出生外傷**(2)と名づけました。しかし、これに対して、フロイトは、新生児の精神状態についてはほとんどわからないし、難産の末に誕生した人が特に不安が強いとか病的な不安を呈したというわけではなさそうだとして、ランクの主張を退けました。

パニック発作では、実際には酸素はちゃんと吸えているにもかかわらず酸素がうまく吸えないと感じる呼吸困難が出現します。酸素がうまく肺に入っていかないと感じることによって、呼吸は浅く、速くなって、いわゆる過呼吸が起こります。そして、過呼吸によって手指がしびれたり、気が遠くなったりします。その結果、自分に何が起こっているのかと混乱し、不安がかきたてられて、ついには自分をコントロールできないと感じたり、（この苦しさから抜け出すために）衝動的に自殺してしまうのではないかという恐怖に襲われたりします。

このようなパニック発作の窒息感は、前述した出生外傷の概念を思い起こさせます。フロイトが指摘したように、出生外傷の存在を証明することはできませんが、このアイデアがある種の比喩として、無視しがたいインパクトをもっていることは確かです。そもそも、英語で不安を意味する「anxiety」の語源は「angere（首を絞める）」だといわれています。首を絞められて窒息する予感が不安の語源だといわれると、なるほどと腑に落ちるような気がします。

パニック発作と予期不安

俗に「パニックになった」という時に用いられる「パニック」は「動揺した、取り乱した」という意味ですが、先述したように、パニック発作[3]は数分〜数時間続くような強い不安や恐怖の発作ですが、単に精神的に取り乱した状態ではありません。

パニック発作ではさまざまな心身の症状が出現します。たとえば、動悸、心拍数の増加、発汗、身震い、手指の震えやしびれ、息切れ、息苦しさ、窒息感、胸部を締めつけられる感じや胸痛、吐き気、寒気や熱感、感覚が麻痺したような感じ、うずく感じなどの身体症状に伴って、現実感消失、自己コントロールができない感覚、自殺してしまうのではないかという恐怖、心臓発作などの重篤な身体疾患のために死ぬのではないかという差し迫った恐怖などが起こり、これらの多彩な症状が多数同時に出現するのが特徴です。パニック発作の最中は、当然ながら混乱し、他人との会話が難しくなります。

パニック発作は、後述するパニック症のように突然起こる場合もあれば、不安な出来事を考えていたり、ある特定の状況が刺激となって起こったりする場合もあります。

つまり、パニック発作はパニック症だけに起こるわけではありません。社交不安症（第6章参照）、心的外傷後ストレス症（第7章参照）などの他の不安症でも起こります。

パニック発作を何度か経験すると、「また発作が起こるのではないか」ということを過剰に心配するようになります。これが**予期不安**です。

パニック症の診断

日本におけるパニック症の有病率は〇・六％（男性〇・四％、女性〇・七％[6]）ですから、珍しい病気ではありません。一般的に東洋では欧米に比べて精神的な病気の有病率は低い傾向にありますが、女性が約二倍の有病率を示す性差については、欧米でも同様です[4]。

パニック症の診断[5][6]は、おおまかに言って、パニック発作と予期不安の存在で決まります。つまり、後述するパニック発作に加えて、パニック発作がまた起こるのではないかという予期不安と、予期不安のための回避行動が一ヵ月以上続くことによって日常生活に大きな支障をきたしていることが診断の要件になります。

パニック症のパニック発作は、原則として、それと予期していない時に突然起こるとされていますが、パニック発作を繰り返しているうちに、何らかのきっかけによって起こるようになることは珍しくありません。パニック発作はたいてい一〇分以内でピークに達し、持続時間も一時間以内が多いため、救急車で病院に到着した頃には発作はおさまっています。やっかいなことに、一度パニック発作を経験すると、発作は不安な状況とは関係なく、ランダムに起こるようになります。睡眠中にもみられ、パニック発作によって目が醒めることがあります。また、車の運転中にも起こることがありますが、心臓発作やてんかん発作とは違って、発作のために急に意識を失ったりはしませんから、パニック発作自体で交通事故を起こすようなことはありません。慌てずに路肩に車を止めれば、パニック発作は数分でおさまります。

パニック症のパニック発作は何の予兆もなく突然起こるため、パニック発作を続けて経験していくうちに、「また発作が起こるのでは」という予期不安によって行動が制限されることが少なくありません。そのため、パニック症の経過中に、特定の状況を過度に恐怖し回避するような広場恐怖症（後述）が併存することは珍しくありません。

パニック症の原因論

パニック症が発症する生物学的な基盤について、いまだ仮説の段階ではありますが、いろいろわかってきています。特に、脳幹の**青斑核**における神経伝達物質の**ノルアドレナリンとセロトニン・システム**の機能障害があることが明らかになってきていて[3]、その研究成果は薬の開発にも影響しています。たとえば、その頭文字をとって**SSRI**と呼ばれている**選択的セロトニン再取り込み阻害薬**（Selective Serotonin Reuptake Inhibitor）は脳内のセロトニンの代謝に作用すると謳われており、パニック症に対して医療保険が適用される薬剤として承認を受けています。

その他、大脳辺縁系と予期不安との関係や、前頭前皮質と不安回避行動との関係などについても研究が進められています。

ところで、パニック症患者さんでは、初めてのパニック発作が起こる数ヵ月前に、パートナーとの別れや大事な人との死別を体験しているなど、ストレスフルな状況を抱えていた人が少なくありません。また、意識的には特に大きなストレスもなく、突然発症したように見えても、その発症前後の状況を注意深く診ていくと、その人にとって発症がひとつの転機となっていることがあります[7]。

吉永（仮名）さんが初めてのパニック発作を体験したのは、就職活動を始めたばかりの大学生の時で、実家住まいから独立して友人との共同生活を始めようとした矢先のことでした。引っ越しの準備で睡眠不足の状態で、彼は一人、満員電車に乗りこみました。すると、突然、動悸、窒息感、胸部が締めつけられるような不快感、めまい、しびれなどを感じて、このまま気が狂ってしまうのではないか、自殺してしまうのではないかという強烈な不安に襲われました。途中下車をして、駅員に誘導されて救急車搬送されましたが、病院に到着する頃には発作はおさまっていました。

その後、彼はパニック発作や予期不安のために電車通学が難しくなったため、大学に近い実家住まいを続けることになりました。そして、予期不安のために飛行機にも乗れなくなった彼は、父親のように海外を飛びまわる仕事を諦めざるを得なくなり、就職活動をほとんどしないまま、バイト先の会社にそのまま就職しました。

彼が幼い頃から、父親は海外を拠点とした仕事のためにほとんど帰国せず、残された母親は彼を頼りにしていました。当初、彼は意識していませんでしたが、彼にとって友人との共同生活は母親との世界から独立して男同士の世界に入ることを意味していたようでした。就職活動もやはり母親から離れて、新たな世界に飛び立つこととしてとらえられていました。奇妙なことに、彼にとって、母親から独立した世界をもつことと、母親を永遠に失うこととは分かちがたいもののようでした。つまり、彼が自分の世界をもったり自己主張したりすることは、父親と同じように母親を見捨てることだと感じているようでした。

治療を通してわかったことは、彼の無意識の中の「幼い子ども」の部分が、彼の自己主張に母親が腹を立てて彼を見捨てるのではないかと怯えていたということでした。結果的に、彼はパニック症を発症することによって、症状を代償として、このような無意識的な葛藤から解放されたわけです。彼の治療は、彼がたどった心理的な軌跡を遡り、「自立することと母親を見捨てることはイコールではない」という新たな理解を得る心の旅でした。


吉永さんのように、パニック症患者さんの中には分離と自立との無意識的な葛藤を抱えている場合があります。ウェディングドレスを着てバージンロードを歩いている、まさにその瞬間に、初めてのパニック発作に襲われた女性もいます。

また、彼らは自己主張が苦手で、自分の怒りの感情を適切に表現できないという問題を感じていることが少なくありません。それは、彼らが抱える根源的な不安のためであるように思います。

広場恐怖症と閉所恐怖症

広場恐怖症[4]とは、①広い駐車場や広場にいたり、②人ごみの中にいたり、長蛇の列に並んだり、③列車や航空機などの公共交通機関を利用したり、④映画館や教室のような場所で他の人に囲まれた席についたり、⑤反対に家の中に一人でいたりする、五つの状況のうち二つ以上の状況で**過度な恐怖**を体験し、それを回避することが続いている精神的な病気です。その他、パニック発作が起こった時に容易に脱出できないような状況も、これに加わります。

広場恐怖症と診断されなくても、これらの五つの状況が苦手な人はいますが、診断のポイントは恐怖が過剰であり、その状況を回避する行動がみられるということです。

医療現場では、放射線治療や核磁気共鳴画像法（Magnetic Resonance Imaging：ＭＲＩ）検査など、狭く閉めきった空間で長時間じっとしていなければならないことに強い不安を抱くあまりに、その実施を拒否する患者さんとして、広場恐怖症患者さんに遭遇することがあります。彼らの話を聴くと、もともと狭いところや閉めきった室内は苦手だったという人が少なくなく、飛行機に搭乗する時は必ず出口の近くの席を取ると話す人もいます。

広場恐怖症に関連する診断名として**閉所恐怖症**がありますが、閉所恐怖症では単一の閉所に対する過剰な恐怖と回避行動（安全保障行動）を認めますが、複数の閉所に対して同様のことがあれば広場恐怖症と診断されます。

ところで、広場恐怖症患者さんの約半数がその発症前にパニック発作を体験しています[4]。たとえば、初めてパニック発作を起こした満員電車に恐くて乗れなくなってしまった患者さんは、たいていパニック発作が起こった時にすぐに下車できないような急行列車や飛行機にも乗れなくなり、窓の外がただの暗闇である地下鉄が苦手になります。

車を運転する人の場合は、渋滞に巻き込まれたり、トンネルを通ったり、高速道路を使ったりすることに、特に強い恐怖や予期不安を感じて避けるようになります。

人によっては、映画館では出口に近い端《はじ》の席に座り、隣の席に友人やパートナーに座ってもらえれば、映画を楽しめる場合もあります。ここに、広場恐怖症の特徴のひとつがあります。つまり、重症例でなければ、友人やパートナーなどの頼りになる存在があれば、この恐怖をやりすごすことができるのです。先述した「人間の根源的な不安は、依存欲求と密接に関連している」ことが想起されるところです。

そのようなわけで、広場恐怖症を併存したパニック症患者さんの多くは、電車やバスを使わないで済む自宅近くの精神科クリニックを選ぶことが多いように思います。しかし、さまざまな事情から、公共交通機関を使って通院しなければならない場合には、最初は家族や友人についてきてもらわねばなりませんが、治療が進んで改善の兆しが見え始めると、一人で通院できるようになります。

歯科治療も広場恐怖症患者さんにとっては苦手な状況です。歯科医が作業する手は見えない中で、大きく口を開けたままの状態でじっとしていなければならない状況は耐えがたいだろうな、と広場恐怖症ではない読者でも容易に想像できるのではないでしょうか。キーキーという不穏な機械音も不安を刺激するように思います。

ところで、広場恐怖症の有病率も、女性が男性の約二倍であることが知られています[4]。女性の場合、男性よりも、症状のために美容院に行けなくなってしまったことを話題にする人が多いような気がします。これは、単に、主治医である私が女性であるせいで、男性は言いにくいだけなのかもしれませんが、美容院に行けないために「ボサボサ髪や白髪頭では恥ずかしい」と嘆いて、人前に出ることを苦にして、ひきこもりがちになってしまう女性もいます。美容院で髪の毛を切り始めたり、パーマをかけ始めたりしたら、不安が高まっても途中でやめられないと考えると、なかなか行こうという気にはならないものです。洗髪の時に顔に布をかぶせられると、視界が遮られ、口を塞がれたような圧迫感や拘束感を体験して耐えられないという声もあります。そんな時に、自分の不安を美容師さんに打ち明けて、顔に布をかぶせないでもらったり、気を紛らわせるためのおしゃべりをしてもらったりするだけでも、やりすごせることがあります。自分の気持ちを率直に相手に伝えてみる――そんなことも、恐怖症を克服するための貴重な一歩になります。

パニック症の予防とセルフケア

初めてのパニック発作の直前には、体調不良や睡眠障がいが続いていたりすることが少なくありません。規則正しい生活やバランスのとれた食事など、当たり前のことが発病予防になります。

また、パニック症と診断された人は、一般の人と比べて、アルコールやカフェインなどの摂取によってパニック発作を誘発しやすいといわれていますので、注意が必要です。けれど、だからといって、お酒もコーヒーやお茶もやめなければいけないということではありません。要は、ほどほどに、ということです。なお、お酒と精神科の薬を同時に飲むと、意識や記憶が混乱するような副作用が出やすいので、これも注意してください。

パニック発作の症状で動悸や息切れが出現することがあるため、発病後、「運動したら、パニック発作を起こすのではないか」という誤った考えから、運動を避ける患者さんがいます。しかし、これは不安を回避する行動になりますので、逆効果です。なぜかといえば、不安は回避せずにそのまま待っていると放物線を描くように減衰していく傾向がありますが、不安のピークの時に回避してしまうと、想像上の不安は減るどころか膨らむばかりだからです。この場合、「運動はパニック発作を誘発しない」ことを、実際に運動して確かめることこそが自己コントロール感を高め、治療的に作用します。

パニック発作では呼吸が浅く、速くなりますので、日頃から**腹式呼吸**を身につけておくことも役に立ちます。ゆったりとした音楽をかけながら、腹式呼吸を意識的に行えば、それだけで**リラクゼーション効果**が得られます。

なお、女性の場合、月経前七〜一〇日（黄体期後期）に、一時的にパニック発作や予期不安の病状が悪化することがあります。その場合は月経が開始されれば通常の状態に戻りますので、そのつもりで外出などの予定を立てるといいかもしれません。回避行動はできればしないに越したことはありませんが、わざわざパニック発作のリスクが高まる時期に、苦手な飛行機や新幹線にトライする必要はありません。なぜなら、不安を克服するためには、不安に打ち勝てた成功体験を積み重ねていくことが大切だからです。

パニック症の薬物療法

パニック症の治療としては、薬物療法も有効な手段です。先述のSSRIは四種類の市販薬のうち二種類がパニック症の医療保険適用薬剤として承認を受けています。また、ベンゾジアゼピン系抗不安薬の多くが「神経症の不安・緊張」といった、ざっくりとしたカテゴリーで適用承認を得ています。「ざっくりとした」と表現するのには理由があります。現在、神経症という病名は使用されておらず、WHOで制定している診断分類のICD-10(5)のカテゴリー項目名「神経症性障害、ストレス関連性障害および身体表現性障害」として、かろうじてその名が残されているに過ぎないからです。なぜ、神経症という病名が忌避されてしまったのか――その諸説については、改めて第4章で述べたいと思います。

SSRI服用開始まもなく、約一割の人に吐き気や下痢などの消化器系の副作用が出現するため、少量から開始するのが一般的です。吐き気が心配な人には前もって胃薬も一緒に服用してもらうようにすることもあります。吐き気の副作用が出現しても、服薬開始数日から一週間程度でおさまることが少なくないので、我慢できそうであれば服薬を続けて様子を見てもらいますが、我慢できないようであれば中止し、その人にとって副作用が出現せず、効果のある新たな薬剤を探すことになります。現在は実際に服薬してみなければわかりませんが、将来的には遺伝子情報などによって、あらかじめ、その人にとって副作用がなく有効性が見込める薬剤がわかるようになるのではないかと期待されています。

ＳＳＲＩは即効性がないため、薬を漸増し、十分量を服薬しても、効き目が実感できるまで二週間以上かかります。その間に、血液検査や心電図検査などをして、その他の副作用もチェックしていきます。稀ですが、薬のアレルギー反応で薬疹が出現することがあります。薬疹の場合、薬剤を中止すれば改善しますが、服薬量によっては一気に止めずに徐々に減らしていく必要があります。

一方、ベンゾジアゼピン系抗不安薬は、ざっくりとした適用で承認を得ていることや、歴史的に古くから市販されていることなどから、精神科以外の医師も日常的に処方することが多い薬剤です。こちらは吐き気などの副作用はなく、服薬した直後から不安が減ったように感じたり、少し気が大きくなったような気がしたりといった効果が感じられ、患者さんに比較的評判のいい薬剤です。しかし、全員ではありませんが、長期間服用していると、アルコールと同じように**耐性**ができて、その量では効かなくなって、だんだん服薬量が増えてしまったり、やめることに強い不安を抱いて服薬し続けたりする**習慣性**が形成されることがあります。そういうわけで、私は患者さんに「精神科の薬で即効性がある薬はクセになる薬、即効性がない薬はクセにならない薬」などと説明して、ベンゾジアゼピン系抗不安薬は処方しても短期間にとどめたり、頓服薬として処方したりするように努めています。

ただし、SSRIでもベンゾジアゼピン系抗不安薬でも、ある程度の量を一年近く服薬していた場合には、一気に薬をやめると、**離脱症状（中止後症状）**が出現するリスクがあります。離脱症状は、強い不安や不眠といった精神症状ばかりでなく、シャンシャンという耳鳴り、めまい、ふらつき、発熱、下痢、身体の震えなどの自律神経症状も出現します。ですから、すっかりよくなって、再発のリスクも低くなって、治療の終結が現実的に感じられるようになった場合でも、自己判断で薬をやめずに、主治医と減薬の計画を相談してください。

広場恐怖症を伴ったパニック症の行動療法

薬物療法などによってパニック発作は比較的速やかになくなりますが、残った予期不安――あるいはパニック発作の苦痛な記憶――には薬が十分に効かないことがあって、日常生活の行動が大きく制限されることがあります。したがって、パニック症の最終的な治療目標は、予期不安と、それに付随する行動制限の克服にあります。

パニック症であっても、広場恐怖症であっても、不安を避けずにやりすごすことが最も重要で効果的な戦略です。その方法のひとつとして、**不安階層表**を作成して、それに基づいた行動練習があります。不安階層表の作り方は、最も不安を感じる状況を一〇として、順に不安を感じる状況をランクづけしていきます。たとえば、東京で働いている外国籍の患者さんが「飛行機に乗って母国に帰省すること」を不安階層表の一〇段階目と定めたとすると、それより一段低い九段階目は、もう少し短い搭乗時間の飛行機や観光用のセスナ機に乗ることかもしれません。通常、その一〇段階目は患者さんにとって一番達成したい目標になります。その目標を達成するための一段目は「一人で空いているバスに乗って、次の停留所で降りること」かもしれません。この方法の最大の利点は、患者さん自身が不安階層表を作成することによって、心の中の不安を客観化することができるようになることにあります。小さな不安から一段、また一段と階段を昇るようにトライして、自信を高めていきながら最終目標に向かう、このような行動療法は根本的な治療として大変有効です。

ちなみに、ベンゾジアゼピン系抗不安薬を服用して不安を軽減してしまうと行動練習の妨げになるのではと心配する意見があります。確かに、ベンゾジアゼピン系抗不安薬で不安がおさまっていれば、つらい行動練習などせず現状維持でいいという考えも出てくるかもしれません。けれど、服薬していても大きなストレス体験などを契機として再発や増悪することがあることを考えると、根本的な治療が自分の努力でできるのであれば、やらない手はありません。その時に、ベンゾジアゼピン系抗不安薬を継続的に服用するのではなく、いざという時のお守り代わりにして、苦手な状況を段階的にクリアしていくことを可能にした患者さんたちを、私はこれまでたくさん診てきました。皆さん、最後には「頓服薬は飲まずに持っていると思うだけで十分だった」と異口同音におっしゃっていました。パニック症や広場恐怖症は、治るのに苦労する病気かもしれませんが、治らない病気ではないように思います。

不安と怒り

広場恐怖症を併存しているパニック症患者さんにとって、飛行機に搭乗することはハードルが高いチャレンジです。飛行機の座席に着席したものの、離陸直前に不安感が強まり、「降ろしてくれ！」と必死で訴えたという話はよく聞きます。近年、飛行機の乗客による暴言や暴力行為が報じられることがありますが、その中には、少数派ながら、切迫した精神状態を抱えたパニック症患者さんが混じっていることがあるようです。

ある時、複数のクリニックでパニック症と診断され、すでに投薬を受けていた患者さんが私の初診外来を受診しました(8)。診察室に入るなり、彼は薬袋を机の上に広げ、「明日、飛行機に乗らなければならないんです。どの薬を飲めばいいかだけ教えてくれればいい」と早口でまくしたて、自己紹介も済ませていない私の返答をせかしました。一方、私は何とか彼の話を聞き出そうと試みましたが、彼は「パニック症のことも、自分のことも、わかっています。飛行機に乗る時、どれを飲めば不安にならないんですか」と繰り返すばかりでした。

次第に、私は内心、彼に無視されているように感じて苛立ってきました。そして、病歴もよくわからず、かかりつけのクリニックではなく、ここにやってきた理由もわからないまま、彼の言うなりに薬の内服指示は出せないと考えていました。私は、診察が暗礁に乗りあげたような困惑を感じ出しました。

と、その時、彼は突然、「その態度はなんだ！　医者がそんな姿勢で患者の話を聴くのか！」と受付にまで響くような怒声をあげ始めたのです。それまで私は彼の要求を聞きながら困惑した表情を隠しきれなかったような気がしますが、彼が問題にしたのは、私の表情ではなく、自分の両足首をからませ、脚を投げ出すように座っていた姿勢のほうでした（スカートではなく、医療用の白いズボンを着用していました。念のため）。

この瞬間、私は意識したことがなかった自分の姿勢のクセに内心驚きながら、彼に非礼を詫びました。けれど、彼の怒りはすさまじく、私は自分自身を「雷雲の中を飛ぶ小型機のようだ」と想起し、心細く、危なっかしい自分を感じるばかりでした。その時、初めて、私は普段よりも患者さんとの距離が離れていることに気づきました。つまり、普段の私は患者さんから自分の足元が見えるような距離には座っていなかったのです。私は、この距離が一方的な要求を繰り返す彼を無意識に拒絶していた私の心的態度の表れだと思い至り、彼が本当に怒っているのは、自分の気持ちを理解しようとしない拒絶的な私なのだということを悟りました。

そこで、私は彼が持参した薬袋を手に取りながら、再度、「気持ちを理解するために、もっと話を聴きたい」と伝えた後、薬の説明を始めました。それと同時に、キャスター付きの椅子を少しずつ漕ぎながら、彼との物理的な距離を縮めていきました。彼から私の足元が見えない距離まで近づいた時、彼の表情はふっとゆるみ、「以前、飛行機に乗った時も、こんなふうに乗務員を怒鳴り散らしたんです。不安で、不安で、その気持ちが爆発しそうになると、さっきみたいに怒鳴り散らしてしまうんです。これでは、いつか逮捕されてしまいますよね……」と、しんみりとした調子で話し始めました。

彼の話を聴きながら、私は、私の心の中に宿った雷雲の中を飛ぶ小型機のように心細く危なっかしいイメージは、彼自身のものだったことを理解できたような気がしました。つまり、怒る彼を眼前にした私自身の恐怖や心細さを通して初めて、私は彼の不安を真に理解することができたように思いました。結局、彼は無事に飛行機に搭乗することができて、その後、定期的な外来通院が開始されました。

この彼のように、人間には、不安が極限まで高まると、怒りの力によって不安をコントロールしようとするところがあります。「最近、どうも怒りっぽい」と感じている人がいたら、不安のせいで心に余裕がなくなっている可能性はないのか、自分に問いかけてみるといいかもしれません。

他の精神的な病気との併存

パニック症は他の精神的な病気との併存が少なくありませんが、特に、社交不安症（第6章参照）や全般不安症（第8章参照）などの他の不安症との併存は珍しくありません。[4]

また、パニック症患者さんの約半数にうつ病が併存していますが、両者が併存する場合、その約三分の一の例で、うつ病が先行するという報告があります。[4]

桜木（仮名）さんも、その一人でした。

桜木さんは、七〇代を目前に、二〇年以上前に夫を病気で亡くした後も続けてきた家業を廃業することを決めました。決意した当初は解放感がありましたが、すぐに残務整理に追われるようになり、夜は疲れ果てて眠る毎日が続きました。気がつくと、一日中、なんだか気持ちが沈むし、落ち着かないし、何もやる気が起きないし、という有り様で、食欲もわかず、肥満を指摘されていた体重はあっという間に一〇kg近く減ってしまいました。この時すでに、桜木さんはうつ病を患っていたようです。

自宅兼用のお店があった建物を解体して新たにマンションを建てる計画のもとに、工事が始まった数日後の早朝、自分の心臓の音で目を醒ました桜木さんは、胸部を締めつけられるような苦痛や身体の熱さを感じて、このまま死んでしまうのではないかという強い不安に襲われました。桜木さんは一人暮らしでしたので、自分で電話をして呼んだ救急車に乗せられた時には、もう症状はおさまっていました。念のため、病院で検査を受けましたが、身体には特に異変はみられないということでした。桜木さんには、無気肺と糖尿病の持病がありました。

桜木さんが精神科外来を初めて訪れたのは、何度か同様の発作を起こしてからでしたので、うつ病の発症から数ヵ月後のことでした。このように、うつ病が併発すると、積極的な受診行動がとれるまでに時間がかかってしまうことがあります。

高齢者のパニック症

高齢者にとって不安は身近な問題であるように思いますが、にもかかわらず、より若い世代に比べて不安症が少ないことが知られています(9)。その理由はまだわかっていませんが、脳神経伝達物質や認知様式の加齢による変化などが影響している可能性が指摘されています[10]。パニック症も例外ではなく、本邦での六五歳以上の有病率は〇・二%[3]と、より若い世代と比べて低くなっています。

高齢者のパニック症とひとまとめに申し上げましたが、その中には、より若い世代に発病し慢性化したケースと、桜木さんのように高齢になって初めて発症したケースがあります。

一般的に、より若い世代であっても、パニック症患者さんでは身体疾患に焦点づける傾向があり、パニック症を発病した後、大半のケースで身体医を受診していたという研究報告があります[11]。加齢に伴って必然的に身体疾患の併存が多くなる高齢患者さんでは、このような身体もしくは身体疾患へのとらわれは強まる可能性があります。そういう傾向もあってか、高齢者では、広場恐怖症を発症するきっかけは、パニック発作よりもむしろ、身体疾患や生命を脅かされるようなトラウマティックな体験であることが多いといわれています[12]。

ところで、薬物療法に関してですが、高齢者では総じて薬物の代謝や排泄機能が低下しますので、有効な投薬量はより若い世代の半量であったとする研究報告があります[13]。ただし、必要な投薬量に関しては、個人差を考慮する必要があります。

参考文献

（1）S・フロイト（井村恒郎、小此木啓吾他訳）「制止、症状、不安」『フロイト著作集』六巻、三二〇―三七六頁、人文書院、一九七〇年

（2）オットー・ランク（細澤仁、足立奈歩、大塚紳一郎訳）『出生外傷』みすず書房、二〇一三年

（3）Sadock, B. J., Sadock, V. A., Ruiz, P.（井上令一監修、四宮滋子、田宮聡監訳）『カプラン臨床精神医学テキスト―DSM-5診断基準の臨床への展開（日本語版第三版／原著第一一版）』メディカル・サイエンス・インターナショナル、二〇一六年

（4）American Psychiatric Association（高橋三郎、大野裕監訳）『DSM-5精神疾患の診断・統計マニュアル』医学書院、二〇一四年

（5）World Health Organization（融道男、中根允文、小宮山実他監訳）『ICD-10精神および行動の障害―臨床記述と診断ガイドライン』医学書院、二〇〇五年

（6）川上憲人（主任研究者）「精神疾患の有病率等に関する大規模疫学調査研究：世界精神保健日本調査研究セカンド 総合研究報告書」厚生労働省厚生労働科学研究費補助金 国立研究開発法人日本医療研究開発機構 障害者対策総合研究開発事業（精神障害分野）、二〇一六年

（7）フレデリック・N・ブッシュ、バーバラ・L・ミルロッド、メリアン・B・シンガー他（貝谷久宣監訳）『パニック症と不安症への精神力動的心理療法』金剛出版、二〇一五年

（8）平島奈津子「患者から学ぶ 怒る患者」『精神療法』三五巻六号、八一〇―八一二頁、二〇〇九年

（9）Flint, A. J.: Epidemiology and comorbidity of anxiety disorders in the elderly. *Am J Psychiatry* 151 (5): 640-649, 1994.

（10）Flint, A. J., Gagnon, N.: Diagnosis and management of panic disorder in older patients. *Drugs Aging* 20 (12): 881-891, 2003.

(11) Ballenger, J. C.: Unrecognized prevalence of panic disorder in primary care, internal medicine and cardiology. *Am J Cardiol* 60(18): 39J-47J, 1987.

(12) Sheikh, J. I., Salzman, C.: Anxiety in the elderly. Course and treatment. *Psychiatr Clin North Am* 18(4): 871-883, 1995.

(13) Sheikh, J. I., Swales, P. J.: Treatment of panic disorder in older adults: a pilot study comparison of alprazolam, imipramine, and placebo. *Int J Psychiatry Med* 29(1): 107-117, 1999.

第4章　不安の身体化

不安等価症

フロイトは、病的な不安を**神経症（ノイローゼ）性の不安**と呼んで、三つに分けて説明しています。一つめのグループは、**浮動性の不安**と呼ばれる漠然とした不安や、**予期不安**のような最もよくみられる病的な不安のタイプです。二つめは、対象のある不安、つまり**恐怖**です。そして、三つめが本章で取り上げる不安の身体化です。フロイトはこれを**不安等価症**[1]と呼びました。つまり、不安等価症とは不安と等価（イコール）となる身体症状が出現した病態のことですが、この時、不安は身体症状にとってかわっているので、当人は不安を感じなくなっているのが特徴です。

不安等価症で自覚されているのは身体症状だけですので、当人は身体疾患にかかったと思って身体科を受診しますが、検査をしても何も異常が見つかりません。そのあげく、担当医から「精神科で相談しては」と提案されて、「納得いかない」となかば腹を立てながら、精神科にやってこられる方もいます。

ところで、この「腹を立てる」とは、怒っている様子を描写する表現ですが、他にも感情を表現する時に身体の部位を使った**比喩**がたくさんありますね。本章には、これらの比喩と関連して考えると興味深い話題が出てきます。

さて、不安等価症に話を戻しましょう。

第1章で述べたように、視床下部-自律神経-脳下垂体システムが関与して、自律神経のバランスが崩れると、さまざまな自律神経症状が出現します。動悸や血圧の変動、めまいやふらつきは、その代表的な徴候ですが、これだけで不安を感じなくなるとは限りません。心が壊れそうなほど不安に圧倒された時に、もっと複雑な脳と心の仕組みが関わって起こるのがフロイトのいう不安等価症です。

残念ながら、不安等価症の名称は現代の診断分類では採用されていません。しかし、個人的には含蓄のある術語だと思っていますので、ここに紹介しました。

ちなみに、現代の代表的な診断分類である、アメリカ精神医学会によるDSM-5[2]では、フロイトの不安等価症にあたるものは、不安症のカテゴリーとは別立ての「身体症状症および関連症群」に分類されています。

身体言語としての症状

身体言語とは一般的にはボディランゲージの訳語で、仕草や表情などの非言語的なコミュニケーションの表現を意味しますが、ここでは言語表現の代わりに身体症状によって自分の気持ちを伝えるという意味での**身体言語**の例を紹介したいと思います。

たとえば、普段、耳にすることが少なくない「むかつく」という言葉は怒りの感情を描写した表現ですが、これは私たちが怒りを感じた時に胃のあたりがムカムカとするように感じることから生まれた表現であると想像します。「ムカッ腹を立てる」なんていう言いまわしもありますね。

何らかの理由があって、自然な怒りの感情が無意識へと抑圧されると、その代わりに「胃がむかつく」身体症状が出現することがあります。この場合、「むかつく」はもはや単なる比喩ではなくなっています。同じように、「気持ちの上でひっかかっている」納得のいかなさが抑圧されると、その気持ちは感じなくなって、代わりに「喉のあたりに何かひっかかっている」

不快感を覚えるようになったりします。以前はこれを「ヒステリー球」と呼んでいました。その他、気持ちの上での「息苦しさ」や「足元のおぼつかなさ」がそのまま身体症状として出現したり、「頭の痛い」問題を抱えている人で、その不安が抑圧されると、身体症状の頭痛だけが残ったりすることがあります。

しかし、その人の身体言語がどのような感情や葛藤を表したものなのかは、それほど単純には理解できないことも少なくありません。

精神療法を受けていた、ある二〇代の女性は、セッションが終わった直後に下痢を催して、病院のトイレからしばらく出られなくなってしまうことを繰り返していました。この反復する行為を精神療法で話題にすると、徐々に、治療者に対する隠された気持ちや、それに伴った不安が明らかになってきました。彼女には、セッションが終わっても立ち去りがたく、治療者にしがみついていたい気持ちと、それとは裏腹に、治療者を拒絶したいような衝動がありました。それらの矛盾した思いの表現として、「セッションでのいい体験（＝体内に取り入れた栄養）を消化吸収する前に急いで排出する」という意味を表現するような「下痢」が出現するという身体化と、そのためにトイレからしばらく出られなくなって、病院からなかなか立ち去れなくなってしまうという行動化が生じたことが理解されました。

もとはといえば、そのような葛藤的な思いや行動は、幼少期の母親に向けられたものでしたが、それが解決されずに、その後も愛着を抱いた相手に対する態度として繰り返されてきたのです。彼女の複雑で理解しにくい態度は相手をしばしば戸惑わせる結果となり、おかげでずいぶん生きにくい思いをしてきたことが語られるようになった頃には、セッション直後の下痢はおさまっていました。つまり、本来の気持ちが実感され、言葉として表現できるようになると、身体言語は不要となり、症状もなくなったというわけです。

ところで、映画『結婚しない女』（一九七八年公開／ポール・マザースキー監督）には、夫から突然「離婚したい」といわれたヒロインがショックのあまり、こらえきれずに街中で嘔吐するという印象的なシーンがあります。ヒロイン役のジル・クレイバーグは、この演技でカンヌ国際映画祭の女優賞を獲得しました。ヒロインの嘔吐は、突然の離婚要求に対する「受け入れられなさ」を表現した身体言語でした。

大人ほど言葉によるコミュニケーション能力に長けていない子どもたちは、しばしば身体言語によって自分の不安を表現します(3)。

弥生（仮名）さんが精神科を受診したのは中学一年の時でした。弥生さんは小児喘息を患っていましたが、小学校の低学年の頃から、喘息発作や咳こみに引き続いて嘔吐すると、数日ほど嘔吐が続いて、そのために食事もとれず、寝込んでしまうことを繰り返すようになりました。そのうち、嘔吐は特にきっかけなく出現するようになりましたが、始まると数日間続くパターンは同じでした。嘔吐がおさまっている時期には食欲もあり、神経性やせ症（いわゆる拒食症）を疑わせるようなやせ願望や過活動などはみられませんでした。

これまでにも小児科で箱庭療法やプレイセラピーを受けたことはありましたが、あいまいな理由で中断していました。中学校に進んでも嘔吐のパターンは変わらず、ついに不登校が連続するようになったため、教師に精神科受診を勧められました。弥生さんの母親は病院のケースワーカーに電話で「受診する決心がつかない。精神科を受診しなくちゃならないなんて、私の育て方が悪かったのでしょうか」と、かなり動揺した様子で話したようでした。検査をしても嘔吐を起こさせるような身体の異常がないことは、母親も承知していましたが、精神科受診を勧められたことは青天の霹靂《へきれき》のように体験したようでした。

弥生さんに限らず、中学生になると、それまで小児科に通院していた子どもたちが精神科に転科することを勧められることがあります。その理由は、心の治療では、長い年月をかけて複雑に絡み合った糸をほぐすような根気と、そのための時間が必要になるからですが、当事者にとって、この提案は簡単には受け入れがたいものであることが往々にしてあります。

結局、弥生さんと母親は電話があった数日後、精神科を受診しました。母親の背中に隠れるようにして診察室に入ってきた弥生さんは、小柄でやせた女の子でした。私が話しかけると、母親の顔を見てから答えたり、母親が代わりに答えたりする様子が印象的でした。私は直感的に、この子が自分の気持ちを自分の言葉で話せるようになることが治療の目標かもしれないと感じましたが、同時に、焦らず時間をかけたほうがいいとも思いました。それに加えて、弥生さんの治療とは別に、母親とも定期的に会ったほうがいいかもしれないと感じました。このケースでは、私の側の事情があって、弥生さんの治療と母親との面接のどちらも私が受け持ちましたが、別々の治療者を立てるのが一般的かもしれません。なお、嘔吐が始まると薬は飲めないようでしたので、投薬はしないことにしました。

治療を開始した当初の弥生さんは、ペットの写真や編み物の作品を持ってきては、治療者の私を楽しませるように、快活に話していくのがお決まりでした。それは、嘔吐がない時の弥生さんが対外的に見せている姿のようで、初回の診察時に弥生さんに描いてもらった女の子の絵を彷彿とさせました。その女の子はニコニコと元気でかわいらしかったのですが、その手には指が描かれていませんでした。私には、まるで「自分の力では何もつかみとれない」とでも言いたげな、弥生さんの無力感を代弁しているように見えました。

私はこの治療が、弥生さんが安心して自由に自分を表現できる場になることを当面の目標に据えて、たとえ弥生さんが治療者に気を遣い、楽しませようとしていると感じても、それを批判することも指摘することもなく、付き合うことにしました。一方、母親との面接では、仕事で忙しい父親の分もと、孤軍奮闘している母親のお株を奪わないように気をつけながら、「対処に困っていること」について一緒に知恵をしぼるというスタンスに徹することにしました。

治療を開始して二ヵ月くらい経った頃、それまで文字通り髪をふり乱していた母親が薄化粧をするようになり、表情にも自信と余裕が感じられるようになってきました。そうしてみると、この母親は、もともとは子どもとユーモアのある交流ができる人なのだということがわかりました。同じ頃か、少し遅れてだったか、弥生さんの頬が少しふっくらとしてきました。そして、弥生さんは徐々に家での様子を話すようになりました。

それによると、小学生の頃から不登校傾向だった弥生さんの成績は当然ながら芳しくありませんでしたが、「好きなことは何?」と聞かれると、「勉強」と答えるような優等生ぶりが周囲を白けさせるところがありました。また、弥生さんは嘔吐が始まると口がきけなくなり、他の家族に対して、母親が弥生さんの気持ちを推しはかって代弁する一方で、吐物に近づこうとしない弥生さんの代わりに片づけるのも母親の役目でした。

これらについて弥生さん自身と話してみると、自分の発言に自信がもてず、もっといえば、「自分の言うことは、吐物と同じくらい嫌われる」と感じているという理解が共有されました。

そこで、私は「自分の吐物はそんなに汚いものじゃないから、自分で片づけよう」と提案しました。この提案の隠れたメッセージは「自分の吐物を自分で片づけられるように、自分の言葉で話して、その後始末もできると思う」というものでした。このメッセージは言葉にしませんでしたが、その後の経過から、私には弥生さんに伝わっていたように感じられました。治療を始めて四ヵ月後、自分の吐物を自分で片づけられるようになった弥生さんは、「学校が嫌い」と言えるようになり、登校を再開しました。親しいクラスメイトはほとんどいませんでしたが、弥生さんはそれに耐え、少しずつ友だちを増やしていきました。

治療を始めて一年が過ぎた頃、弥生さんはクラスメイトの前で嘔吐しました。その直後の治療で、弥生さんは「小学生の頃にクラスメイトの前で嘔吐してから、男子にいじめられるようになって、不登校が始まった」ことを打ち明けました。そして、「またいじめられたら、どうしよう」と不安げな様子でした。けれど、いざ登校してみると、心配されることはあっても、いじめられることはありませんでした。このことをきっかけに、弥生さんは以前なら必ず嘔吐していた長距離走で完走できるようになり、タイムも飛躍的にのばしていきました。そして、「勉強は苦手だけど、学校は楽しい」と語る、本物の快活な女の子になりました。時に、母親にも反発して、やり合うこともあるようでした。母親は、そんな弥生さんの成長を誰よりも喜んでいました。

結局、治療は二年ほどで終結し、その半年後のフォローアップでも、溌剌とした母子の姿を確認しています。

振り返ってみると、治療を始めた当時の弥生さんと母親は、長引く病状のために、どれほど不安だっただろうかと思います。治療が果たした役目は、彼らの伴走者あるいは理解者として寄り添い、不安を和らげることによって、二人の本来もっている力を取り戻すことにあったような気がしています。

このケースの場合は、父親やその他の家族に対してアプローチをしませんでしたが、子どもと母親との距離が密接すぎたり、二人だけでは葛藤を克服できない状態だったり、母親をサポートしてもらう必要があったりする場合には、父親にも治療への参画を促すことは珍しくありません。

象徴的な身体化

フロイトが治療したエリーザベト（仮名）嬢[5]の身体症状には、彼女の意識に受け入れがたい思いが象徴的に表現されていました。

二四歳のエリーザベトは右大腿部の激痛のために歩くこともままならなくなり、その原因もわからず、マッサージなどを受けても一向に改善しないため、フロイトの治療を受け始めました。

エリーザベトは三人姉妹の末子で、幼い頃から、父親をして「この子が男の子の代わりをしてくれる」と言わしめるような、父親の寵愛を受けた、活発で勇敢で正義感の強い女の子でした。ところが、年頃になった彼女を悲劇が襲いました。突然、父親が心臓病で倒れ、彼女の懸命の看病も空しく、他界しました。父親の死後、彼女は、今度は遺された病弱な母親の世話に明け暮れるようになりました。その中で家族にとっては喜ばしいニュースもあり、服喪の年が明けると、長姉が結婚し、ついで彼女のすぐ上の姉も結婚しました。特に、次姉夫婦はエリーザベトや母親と近しく交流し、彼女は次姉の子どもをかわいがりました。次姉は時間をあけず二人の子どもを妊娠・出産しましたが、父親譲りの心臓病を抱えていたことがわかり、病に臥せるようになって、やがて死を迎えました。その過程でエリーザベトは脚に激痛を感じるようになったと言います。彼女は次姉の臨終に駆けつけましたが、次姉はすでに息をひきとった後でした。次姉の死とともに、次姉の夫は子どもたちを連れて、彼女と母親のもとを去りました。

この当時、フロイトは、現在の精神分析療法の前身である**前額法**に基づいた治療を行っていました。これは、治療者が患者の前額を圧迫して、その時に思い浮かんだことを話させるというものでした。

その治療過程で、幾重にも累積された彼女の不安は少しずつ言葉となり、情緒として彼女の心に還っていきました。最後に、疼痛がすっかり消滅する鍵となった不安が意識に浮かび上がった時、彼女は大きな叫び声をあげ、懸命に抵抗し続けました。彼女の反応は、その不安がどれほど彼女を打ちのめすものだったかということを思い知らされるような烈しさだったようです。

甦った記憶の中で、彼女の家を初めて訪れた義兄は次姉ではなく、彼女を自分の花嫁候補だと思い違いをして、最初に彼女に歩み寄って挨拶をし、この瞬間から、彼女は秘かに義兄に惹かれたことが明らかになりました。そうやって次々に甦る義兄をめぐる記憶は、彼女の愛情が醸成されていった事実を物語っていました。

エリーザベトが義兄への禁じられた愛情を完全に封印し、身体症状へと変化させたのは、束の間の休暇で訪れた避暑地で、次姉に勧められて散歩に出た時の義兄との打ち解けた会話の後のことでした。さらに、次姉の死を前にして瞬間的に彼女の脳裡に閃いた「これで義兄は身軽になった。私は義兄の奥さんになることができる」という一種の高ぶった思いが彼女の中の罪悪感を強め、それによる圧倒的な不安は身体的痛みへの変換を決定的なものにしたことが情緒を伴って彼女の意識に甦ると、彼女の痛みは劇的に消滅しました。

エリーザベトの抑圧された不安は、一種の鬱屈したエネルギーとなって、身体に出口を求めて身体化したとフロイトは考えました。つまり、彼女の悩みは身体症状に変換され、「ないこと」にされました。フロイトの言葉を借りれば、彼女は「知っているけれど、同時に何も知らない」状態となり、義兄を好ましいと思う事実は忘れずにいても、それはもう彼女を悩ますような感情を伴っていないものになりました。いわば、感情が麻痺したように、彼女の脚も（本来の動きができないという意味で）**麻痺**したのです。フロイトは、このような象徴的な症状形成の機制を**転換**《コンバージョン》（conversion）と名づけました。

ところで、脚の痛みを抱えたエリーザベトは、「（歩けず）立ちつくす」症状と心理的な体験の相似について、フロイトとの治療の中で、こんなふうに語っていました。父親が初めて心臓発作で担ぎ込まれた時も、次姉が亡くなった時も、彼女はただその場に立ちつくしていたと語り、それは「その場から一歩も動けない」という感覚を伴って、一人で立っていることに苦痛を感じたと言います。そして、その孤独感や無力感は、次姉の幸福な結婚生活を見せつけられていると感じた時の苦痛と同じものでした。

フロイトは、エリーザベトの不安の背景には、義兄への恋慕に伴う次姉の死を願うことに対する罪悪感があると考えました。治療の成果も、その分析が妥当だったことを示しているように見えます。しかし、私には、エリーザベトの無力感を思うと、義兄への恋慕よりも、幸福な夫婦への羨望と、それを破壊したい衝動と、その衝動に対する罪悪感のほうが病因として大きな役割を果たしていたのではないかと思えるのです。

エリーザベトは、その熱心な看病にもかかわらず、父を亡くしました。その時の彼女の無力感は想像に難くありません。その後、病弱な母の看病に明け暮れる彼女を尻目に、次々に嫁いでいく姉たちは、彼女の孤独感を刺激しなかったはずがありません。そのような状況の中で、彼女は発病し、歩くこともままならなくなったことによって、誰かの世話を焼く立場から、世話される立場になりました。その意味では、彼女の脚の痛みは、彼女の心では受けとめられなかった孤独感と無力感だけではなく、誰かに支えられたい願望をも表現していたような気がしています。

疾病利得

エリーザベトは、大腿部の激痛という肉体的な苦痛が出現することによって、さまざまな葛藤や、それに伴う不安から解放されて、心の平穏を取り戻しました。このように、症状が出現することによって心理的な苦痛を回避する機制（からくり）を、フロイトは**一次的疾病利得**、あるいは**疾病への逃避**と呼びました。疾病への逃避は無意識に起こるもので、詐病や仮病とは違います。心が壊れそうになった時に働く無意識的な防衛で、誰にでも起こり、本人にもどうすることもできないものです。

ちなみに、フロイトは、症状によって、社会的な義務や責任を免れたり、何らかの恩恵に浴したりすることを**二次的疾病利得**と名づけています。二次的疾病利得は、しばしば治癒の妨げになります。このような二次的疾病利得の例をあげると、仕事人間で家庭を顧みなかった夫が妻の受診に同伴するようになった場合などがあります。妻は夫の関心を再び失うことを恐れて、症状を手放すことに無意識の抵抗を示すことがあります。

ヒステリーは差別用語？

フロイトはエリーザベトをヒステリーと診断しました。そもそも、病名としてヒステリーが登場した歴史は古く、古代ギリシャのヒポクラテスの時代に遡るといわれています。ちなみに、ヒポクラテスとは後世、「医聖」あるいは「医学の父」と称された医師です。「ヒポクラテスの誓い」と呼ばれるヒポクラテスの宣誓文は、今日まで医師の職業倫理を述べたものとして語り継がれています。

さて、話を戻すと、ヒステリーはギリシャ語で「子宮」という意味ですが、古代ギリシャ医学では、その名が示す通り、ヒステリーは「体内で子宮が蠢《うごめ》く婦人病」と考えられていました。

中世になってもなお、「手足の感覚がなくなったり、声が出なくなったりするような、さまざまな原因不明の身体徴候は体内を徘徊する子宮に宿った悪魔のためではないか」と、臨床家たちは大まじめに考えていたようです。いわゆる魔女狩りが激しかったルネサンス時代には、魔女として犠牲になったヒステリー患者が相次いだと言います。

もしかしたら、当時のヒステリー女性を襲った悲劇の元凶は、生命を生み出せる女性、あるいは生命の謎を抱えた女性に対する男性たちの畏怖にあったのかもしれません。人という生き物は、自分が理解できないことを恐れ、排除しようとする傾向があるように思います。

かくして、ヒステリーが近代精神医学の中で病気として正しく位置づけられるのは、一九世紀末まで待たねばなりませんでした。

一八七〇年代、フランスの精神科医ジャン＝マルタン・シャルコー（Jean-Martin Charcot）やヒポライト・ベルネーム（Hippolyte Bernheim）は、催眠術を用いたヒステリー患者の研究を精力的に行いました。ベルネームは催眠療法の経験から、ヒステリーを「イメージによって生じ、イメージによって影響される病的な状態」で、暗示によって生じるものと考えました。同じくフランスの神経科医ジョゼフ・バビンスキー（Joseph Babinski）は「説得によって治癒可能である」と考えました。この時代になってやっと、ヒステリーの原因は心理的なものであると考えられるようになったことは大きな進歩でした。

シャルコーのもとに留学していたフロイトは、ヒステリー患者に対して、帰国直後はウィーンで催眠を用いた研究を進め、その後は独自で編み出した精神分析療法を行いました。その結果、「ヒステリー症状は無意識的葛藤が象徴的に出現したものである」ことを見出し、ヒステリー研究は飛躍的な発展を遂げました。

しかし、現代の精神医学では、ヒステリーという診断名は公式には存在しません。その最大の理由は、ヒステリーという言葉に含まれる女性蔑視や女性に対する偏見にあります。感情的な物言いをする女性が「ヒステリー女」と揶揄されることがあっても、感情的に部下を叱責する男性を「ヒステリー男」とは呼ばないのは、ヒステリーという言葉に沁みついた偏見を物語っています。同様に、ヒステリーという病気自体も、女性特有のものではなく、男性にもみられることはあまり知られていません。

精神科外来の診察室に、その年若い男性に付き添って着席した父親は、開口一番、「ガールフレンドとの別れ話の最中に突然声が出なくなったらしいんです」と告げました。その発言に大きくうなずいた彼は、年齢よりもずいぶん幼くみえました。人のよさそうな笑顔を見せながら、彼は診察医である私の質問に筆談で答えるのですが、彼からは現在置かれた状況についてのつらさはほとんど感じられませんでした。普段は知り合いのスーパーマーケットを手伝って、裏方をやっているので、声が出なくても支障はないのだと言います。

父親に退室してもらってから改めて彼の話を筆談で聴いていくと、ガールフレンドとの別れ話は今まで何度となく繰り返されてきていて、なぜ彼女があれほど自分の気持ちを疑って感情的になるのかわからないこと、そして、彼女がそう願っているのなら二人は別れたほうがいいだろうと思い始めていたことなどが語られ、声が出なくなる直前の状況については、言い合いをしている最中に突然声が出なくなったのだと述べるにとどまりました。

その後、週一回ほどの通院頻度で、彼との筆談による面接を繰り返す中、彼は自分なりにガールフレンドとの別れ話の経過の詳細を整理し、声が出なくなる直前に彼女に対して非常に腹を立てていたことを想起するようになりました。そして、それまで抱いてきた彼女に対するさまざまな情緒をゆっくりと思い出すように語り、彼自身の気持ちとして彼女と別れたいと思っていることが明らかになりました。やがて彼は、かすれ声ながら発声することができるようになりました。そのきっかけは、職場で同僚が床のコードにつまずきそうなところを目撃してとっさに出た「危ない！」という声かけでした。その瞬間、彼の中で外的な危険への不安が内的な危険への脅威を上回った、といえるかもしれません。

声が出るようになって、彼は初めて、自分が歌手を目指してきて、声を失う直前には、その念願が叶いそうだったことを私に打ち明けました。そして、ガールフレンドとの口論の発端は

「彼が歌手になったら遠去かってしまうのではないか」という彼女の不安にあったことを連想しました。また、彼自身が歌手になる夢のために彼女と別れたいと思い始めているのではないかと自分をなかば責める気持ちや、自分は本当に歌手としてやっていけるのだろうかという不安を抱えていることなども語られました。声が出なくなる直前に彼の脳裏をかすめたものは、そんな彼の本心だったのでしょう。声を失うことによって、彼は歌手になることからも、彼女に怒りをぶつけることからも逃れられたのです。その後の面接では、さらに、彼が彼の声とともに放り出したさまざまな情緒や葛藤を再び彼の心に取り戻す作業が続けられました。やがて、彼は、実年齢の青年に相応しい精悍な表情を取り戻していき、それに呼応するように、元通りの声を取り戻していきました。

振り返ってみると、彼は最初から一貫して失声について深刻に悩まず、周囲の人たちには彼のつらさが伝わりませんでした。このような状態は「美しき無関心」あるいは「満ち足りた無関心」と呼ばれていて、ヒステリー患者さんの特徴のひとつです。つまり、彼らの症状に対する無関心は、意識に受け入れがたい苦痛な願望や情緒を抑圧し、その抑えられた情動エネルギーが身体症状に置き換えられたことによって、心の平安を取り戻した証しであるといえます。彼にとって、「ガールフレンドを見捨てて歌手になりたい」という自分の願いは危険なことに感じられていました。見捨てられたガールフレンドの報復や歌手としての挫折体験が恐ろしかったのです。そのうえ、自分を疑いのしるだけのガールフレンドに対して非常に腹を立てていたことも、そして、すでにガールフレンドへの愛情が冷めてしまっていたことも、彼はなかなか認めることができなかったのです。これらの苦痛な観念や情緒が失声という症状に転換されたという理解が共有され、治療は終結しました。

ところで、ヒステリーという呼称は、病名として使われただけでなく、性格を指す場合もあります。**ヒステリー性格**では、過度に自己顕示的で、芝居がかった態度が特徴で、誘惑的であったり挑発的であったりする対人態度を示し、暗示にかかりやすく、人との関係を実際よりも親密であるように感じやすいという特徴があると考えられています。現在では、ヒステリー性格という術語はやはり頻用されている診断基準には採用されなくなりましたが、個人的には、長い年月をかけて蓄積された臨床的な理解を捨て去るのはもったいない、と考えています。

転換性障害（変換症）

現代精神医学では、ヒステリーという言葉に対する偏見を払拭するために、ヒステリーにあたる病態に対して、ヒステリーという診断名は使わずに、代わりに複数の診断名をあてています。その代表的なものに**転換性障害**（conversion disorder）がありますが、これは**変換症**と邦訳されることもあります。

転換性障害[6]は、検査や診察で身体に異常がないにもかかわらず、感覚症状（無感覚、知覚異常、聾〔難聴〕、盲、円環型視野狭窄、失声など）、運動症状（筋力低下、四肢麻痺、振戦など）、発作症状（後弓反張、けいれん発作など）がみられるものです。そして、症状の発現や悪化に先立って何らかのストレス因や心的葛藤が存在していることも診断の要件となりますが、フロイトの症例にみられるような症状の象徴的な意味の有無は問うていません。その理由としては、症状の象徴的な意味は、精神療法過程の中で時間をかけて明らかとなるもので、短時間の一般外来治療で確定することが難しいと考えられたからかもしれません。

男女比では女性に多くみられますが、その比率は二〜五対一ですから、男性には珍しいというほどでもありません。

ほとんどの場合は比較的短期間で自然治癒しますが、再発しやすいといわれています。また、訴訟問題などを抱えていると、その影響で長引くことがあります。

神経症と心身症

第3章でも触れたように、神経症（ノイローゼ）という病名も、ヒステリーと同様、現代の精神医学では、なぜかあまり使われなくなりました。その理由として、フロイトが神経症の研究を精力的に行った影響で、神経症という言葉に精神分析のにおいがつきすぎているのを他分野の研究者が嫌ったという説があります。その真相はともかくとして、ここでは、心身症について、神経症と対比して説明するとわかりやすいので、神経症の話から始めたいと思います。

フロイトは心因性の病気として神経症を精力的に研究しました。(7) 神経症とは、不安、恐怖、強迫、うつ、離人、心気、ヒステリーなどの症状があり、日常生活に支障をきたすような状態となっているものの、精神病とは異なって、原則として幻覚や妄想などは認められず、病識（自分は病気であるという認識）があり、現実検討能力が保たれているものを指します。

たとえば、不安神経症には、慢性的な漠然とした不安を主症状とするタイプと、発作性の強い不安に襲われるタイプがあります。現代の診断名では、前者は全般不安症、後者はパニック症が相当すると考えられています。

強迫神経症は、現代の診断名では強迫症と呼ばれていて、強迫観念と強迫行為がみられます。

強迫観念とは、バカバカしいとわかっていながらも繰り返し頭の中に浮かんでしまう考えのことです。たとえば、ある患者さんは「何か大事なものを落としてしまった」という観念が不安とともに何度も頭に浮かんでくるため、そのたびに自分の鞄の中を確認せずにはいられないという強迫行為に長時間を費やすあまり、仕事に支障をきたしていました。また、別の患者さんでは、出かける時や就寝前に戸締りや火のもとを何度も確認し、いったん出かけても「本当に大丈夫だったか」自信がもてずに自宅に引き返して何度も確認するため、仕事や約束に遅刻したり、自宅からなかなか離れられなかったりなどで、社会生活や家庭生活に大きな支障をきたしていました。

ドアノブや電車のつり革などを直接触《さわ》れないような不潔恐怖症患者さんでは、一般的に、「不潔なモノ」に誤って触れたかもしれないという不安から、自分でも不合理な行為だとわかっていながらも、長時間手を洗ったり、必要のない消毒を繰り返したりする強迫行為がよくみられます。

離人神経症とは、自分や周りの世界に対する実感がわかないもので、「イキイキと感じられない」「感情がわかない」「自分が自分でない」などと表現されるものです。

これらの神経症症状は混合していることが珍しくありません。その代表的な例は、不潔恐怖症と洗浄強迫症の併存でしょう。その他にも、広場恐怖症と確認強迫症、離人症と抑うつ神経症など、さまざまな神経症症状の混合がみられます。

ところで、前述した不安等価症のように、神経症では身体症状の訴えが主となることもあります。しかし、神経症では身体の検査で異常が認められないのが特徴です。

一方、心身症では身体に確かな病変が認められる点が神経症との大きな違いです。「胃のあたりが痛い」という訴えがある場合、神経症では胃カメラの検査をしても何も異常はありませんが、心身症では痛みを引き起こす原因となるような潰瘍などの身体的異常所見が認められます。すなわち、心身症は、その発症や増悪・軽減に心理的な影響が考えられる身体の病気で、たとえば気管支喘息、アトピー性皮膚炎、糖尿病、心筋梗塞などは心身症の代表的な疾患です（表1）。

心筋梗塞や気管支喘息が心身症であることからもわかるように、心身症は時に生命を危険にさらすことがある点で、神経症の身体症状とは大きく異なります。

心身症のほとんどで、神経症のように抑圧された不安のような心理的な要因は、容易には明らかになりません。たとえ、ある出来事がストレス因となって心身症を悪化させたということまでわかったとしても、なぜその出来事がその人にとってストレスになったのかは、長期間にわたる精神分析的なアプローチによっても、つまびらかにすることはたやすくありません。しかし、それは心身症に心理的な要因が関与していないということではないのです。

これについて、心身症の研究で著名なフランスの精神分析家のジョイス・マクドゥーガル（Joyce McDougall）は「心身症では、言葉をもたないほど幼い頃の圧倒的な危機感を伴う情緒体験が根底にあり、その体験が無意識に喚起されると、心では持ちこたえられないと無意識に判断されて、身体に直接その警告が伝わる[8]」と考えました。彼女によると、心身症治療のパイオニアとして名高いジョージ・L・エンジェル（Engel, G. L.[9]）は、心身症における精神分析的な治療の目標は、このような**心身症構造**を心と身体との緩衝機能をもつ**神経症構造**に作りかえることによって、身体が直接ダメージを被らないようにすることにあると述べており、彼女もこれに賛同しています。

このような心身症の精神分析的な治療は「言うは易く行うは難し」であり、現実的には、身体科における治療と併行して慎重に進める必要があり、状況によっては、より低侵襲の治療が推奨されることがあります。

表1　主な心身症

気管支喘息
十二指腸潰瘍
潰瘍性大腸炎
本態性高血圧症
狭心症
心筋梗塞
アトピー性皮膚炎
円形脱毛症
痤瘡（にきび）
糖尿病
関節リウマチ
突発性難聴
顎関節症

心的外傷（トラウマ）と身体化

フロイトは、不安が危険を察知する信号として作用することを明らかにしましたが[4]、重篤な心的外傷（トラウマ）を体験した人は不安をこのような信号として使うことができなくなっていることが知られています[10]。つまり、心的外傷を体験した人が不安を感じると、即座に心的外傷体験の破壊的な情緒と結びつけるような過剰な反応を起こすため、その心的外傷が再び襲ってきたかのように感じてしまうので、情緒を身体化によって防衛したり、薬物の助けを借りて抑えようとしたりする傾向があるというのです。この傾向は、心身症でみられる情緒に対する態度に類似しています。つまり、無意識的な心理的要因を探索するような治療を行うことには、同じような難しさがあります。

美しさの深層心理

「外見の美しさに固執する原因は、内面の不安にある」とイギリスの精神分析家のメラニー・クライン[11]（Melanie Klein）は考えました。

クラインは、子どもの精神分析療法の経験から、子どもが母親の身体に強い関心を向けていることに着目しました。子どもにとって、母親はその腹部で生命を創造し、その乳房で乳汁を生み出すという意味で、生命の源泉であり、偉大で謎多き存在です。クラインによれば、子どもの無意識的な空想の中には、自分も母親のようになりたいと考える一方で、「そうなれないなら、いっそ母親のもっているものをめちゃくちゃに壊してしまえ」という衝動が見え隠れすると言います。その空想は、特に女の子では、「自分が母親を壊したいと願った罰として、自分の内部にある母親と同じ女性的なものが壊されてしまったのでは」という不安へと発展します。女性的な身体は、男性のペニスと違って、子宮や卵巣のような器官にしても、月経周期の時限スウィッチがセットされた体内時計にしても、実際に目で見て確認できないため、大人になった後も、女性の不安を無意識的に強める要因となります。このことは男性に比して女性に不安の身体化がみられやすい理由のひとつであり、また、女性の美容に対する関心は「内部の傷つけられた美容（女性性）を修復したい」という無意識的な動機から生じている可能性があるというのです。

美しさを望む深層心理について考える時、ある女性治療者から私が引き継いだ統合失調症の少女を思い出します。(12)

彼女はいがみ合う両親の間で、いわば両親の不満のはけ口として生きることを強いられてきました。父親は母親を攻撃するための道具として彼女の話題を持ち出し、母親は父親と離婚しない理由を彼女の存在にゆだねました。このような環境の中で、次第に彼女は自分にはもっと高貴な血筋の両親がいるのだと確信するようになっていきました。それゆえに何者かに監視されたり、つけ狙われたりされていると感じるようになりました。そして、彼女の言動は混乱し、家族の目から見ても異常な事態であることが明らかになった時、彼女は母親に連れられて精神科を受診しました。彼女の診察を担当した女性精神科医は彼女の長年のつらさに共感しましたが、それは彼女にとって初めて自分を理解し護ってくれる人物との出会いだったようです。彼女は少量の抗精神病薬を飲むだけで急速に安定しましたが、あたかも治療者との関係の中に閉じこもるように、周囲の人たちとのコミュニケーションは乏しいものでした。

数年後、彼女の担当医が退職し、私が治療を引き継ぐことになりました。ほどなく、彼女は再び血統妄想や被害妄想を口にするようになり、興奮し、錯乱していきました。彼女が落ち着きを取り戻すためには、今度は集中的な入院治療が必要でした。彼女にとって、治療者との別れは、彼女を包み込んでいた「子宮」が不意に突き破られて、嵐のように荒れ狂う外界の悪意にさらされたように体験されていたようでした。彼女は、自分をとりまく外界の「狂気」に、孤独な闘いを挑んでいたのかもしれません。

彼女は、外来治療によようやく切り替えることができるようになってからまもなく、担当医である私に向かって、「二重瞼《まぶた》に整形したいんです。中学の頃、クラスの男子に目が細いっていわれてから暗い性格になっちゃったんです。二重瞼にしてクリッとした目になれば、きっと何もかもいい方向に変わると思うんです」と、繰り返し訴えるようになりました。母親によれば、縁戚で彼女だけが一重瞼だと言います。その母親にさえ「この子だけ一重瞼で不憫だから整形させてあげたいと思いますけど、きっと整形しても、気に入らずに整形を繰り返すんでしょうね」と言わしめるほど、彼女の訴えは、瞼そのものについてよりも、彼女をバカにしたクラスメイトへの強い恨みや、瞼さえ変えれば自分や自分をとりまくすべてが変わると確信している思いこみに比重が置かれていました。彼女は同じ訴えを繰り返しながら、治療者である私の言い分にさほど納得している様子ではなかったにもかかわらず、勝手に形成外科を受診してしまうという強硬手段に出ることもなく、相変わらず自閉的な生活ではあるにせよ、比較的安定した状態を保つようになりました。

彼女にとっての「一重瞼」とは、単なる象徴的な意味（比喩）にとどまらず、肉親とは違う瞼をもった存在としての孤独な彼女そのものを表すものでした。だからこそ、「一重瞼を変えれば、自分のすべてを変えられる」と確信していたのです。一人だけ「損なわれた」瞼をもった彼女は、二重瞼に整形することによって、その孤独だけでなく、「損なわれた存在」としての自分自身を修復したかったのかもしれません。そして、それは同時に、前治療者との別離によって体験された傷つきを修復する試みでもあったように思います。

あるいは、それとは逆の見方もできるかもしれません。つまり、皮膚は内的な世界と外的な世界との境界に位置するものですが、彼女はこの境界領域としての皮膚にメスを入れることによって、彼女をとりまく外界に対してだけではなく、自分自身にも攻撃の刃を向けようとしていたのかもしれません。一重瞼ということで彼女を軽蔑したクラスメイトへの恨みや、二重瞼という恵まれた容姿を受け継いだ縁戚への羨望や、自分から離れていった治療者への怒りなどから惹起された彼女の攻撃性は、自閉的な内的世界ではブーメランのように自分自身へと返っていくしかなかったのかもしれません。けれど、「一重瞼を整形したい」という訴えを繰り返す彼女と、それを受け取る私とのコミュニケーションを通じて、私は、彼女の自閉的な世界に新たな「風穴」を開けたような気がしていました。彼女は、その攻撃性が私によって受けとめられたことによって、私を通じて彼女が知らない世界の広がりを感じることができたのかもしれません。だからこそ、自分の瞼に実際にはメスを入れることをしないで済んだような気がしていています。

さらに、彼女にとって、瞼が二重になることは、現実には不可能な、母親の瞼そのものになることを意味していたようにも思います。それによって、自分を「損なわれた存在」として産み落とした母親との和解のチャンスを与えられると感じたからこそ、二重瞼に整形すればすべてが変わると確信できたのでしょう。彼女にとっての美しさとは、生まれたての赤ちゃんのように、世界に祝福されることだったのかもしれません。

彼女の例のように、「美しさ」が意味するものは人によってさまざまですが、美しさを求める心の深層には、必ず醜さへの恐れと否認があるように思います。

参考文献

(1) S・フロイト(井村恒郎、小此木啓吾他訳)「制止、症状、不安」『フロイト著作集』六巻、三二〇―三七六頁、人文書院、一九七〇年
(2) American Psychiatric Association(高橋三郎、大野裕監訳)『DSM-5精神疾患の診断・統計マニュアル』医学書院、二〇一四年
(3) 平島奈津子「心因性嘔吐」『心身医療』五巻一〇号、一三八九―一三九一頁、一九九三年
(4) S・フロイト(懸田克躬、小此木啓吾訳)「ヒステリー研究 病歴 Dエリーザベト・フォン・R嬢」『フロイト著作集』七巻、一〇七―一五三頁、人文書院、一九七四年
(5) 平島奈津子「転換型ヒステリー」『こころの科学』八四号、六八―七一頁、一九九九年
(6) Sadock, B. J., Sadock, V. A., Ruiz, P.(井上令一監修、四宮滋子、田宮聡監訳)『カプラン臨床精神医学テキスト―DSM-5診断基準の臨床への展開(日本語版第三版/原著第一一版)』メディカル・サイエンス・インターナショナル、二〇一六年

（7）S・フロイト（懸田克躬、高橋義孝訳）「精神分析入門（正）第三部 神経症総論」『フロイト著作集』一巻、一九九―三八三頁、人文書院、一九七一年

（8）McDougall, J.: Alexithymia: a psychoanalytic viewpoint. *Psychother Psychosom* 38(1): 81-90, 1982.

（9）Engel, G. L.: Anxiety and depression-withdrawal: the primary affects of unpleasure. *Int J Psychoanal* 43: 89-97, 1962.

（10）Krystal, H.: *Integration and self-healing: affect, trauma, alexithymia*. Routledge, 2009.（First published by Lawrence Erlbaum Associates, 1988）

（11）メラニー・クライン（西園昌久編訳、牛島定信責任編訳）「エディプス葛藤の早期段階」『子どもの心的発達』二二五―二三八頁、誠信書房、一九八三年

（12）平島奈津子「美しさの深層心理」『imago』七巻二号、一八―二八頁、一九九六年

第5章　健康不安と疾病恐怖

医者の不養生

「医者の不養生」を『広辞苑』で調べると、「ひとには養生をすすめる医者も、自分は案外いい加減なことをしていること。また、理屈のよくわかっている立場の人が、自分では実行をしないことのたとえ。儒者の不身持。坊主の不信心[1]」とあります。

このように、医者の不養生とはひとつの喩えですが、私の周囲をみまわしてみると、実際に医者の不養生を体現しているような医者は、そう珍しくないような気がします。その理由のひとつには多忙があげられるでしょうし、同じように多忙な同僚の手をわずらわせるのは申し訳ないとか、診察を受けるのが気恥ずかしいということもあるかもしれません。なかには、身体の不調に気づきながら、「検査の結果が悪いのでは」とあれこれ考えすぎるあまり不安になって、検査を受けるのを先延ばしにしているという話を小耳にはさむこともあります。似たようなことは医者でなくてもありますが、このような先延ばしは「健康を失うかもしれない」不安を意識から遠ざけようとする試みです。とりわけ医者はなまじっか病気の知識があるばかりに、余計に不安になるところがあるのかもしれません。

逆に、些細な身体の変調に過敏に反応して「どこか悪いところがあるんじゃないか」と不安になって、小まめに検査を受ける医者もいます。この場合、これまで述べてきたことからすると、不安の真の対象は別にあるかもしれないと考えたくなるところですが、そればかりでなく、身体の不安を抱える患者さんの話を聴いているうちに、自分も同じような不安を感じ出したりする場合があります。つまり、共感的な医者が患者さんの気持ちに同一化することによって、患者さんの不安に感染することがあります。

その意味では、とりわけ精神科医は日頃から患者さんとの**心の距離**を適切にとることが大切だと思っています。それは精神科医自身のメンタルヘルスを保つためでもありますが、適切な治療を実践するためでもあります。心の距離が近いと、一見、親身なように感じられるかもしれませんが、その距離が近すぎると、患者さんに対する理解が近視眼的となって、心の視野が狭まり、客観的になれずに判断を誤ることがあるからです。逆に、患者さんとの心の距離が遠すぎると、患者さんの気持ちが伝わってこないということが起こります。しかし、適切な心の距離感を保つことは、「言うは易く行うは難し」であることは読者の皆さんのご想像の通りです。

いずれにしても、精神科医は、それと意識していなくても、自分自身の心をフル活用して診療をしているものです。精神科医はそのことを自覚して、自分自身のメンタルヘルスにも気を遣う習慣を身につける必要があるように思います。

身体症状症

身体症状症とは、長期間にわたって、自分の身体症状にとらわれて、周囲の目からは過剰に見えるほど深刻に考えたり、漠然と「重篤な病気ではないか」と心配したりして、検査を繰り返したり、民間療法を含めたさまざまな治療を探し求めたりする精神的な病気です。検査で異常がないことがわかったり、医師が保証したりすることによっても、その不安やとらわれが解消されないところが特徴です(2)。

病気について学び始めた医学生や看護学生などが身体症状にとらわれて、病気ではないかと思い悩むことがありますが、身体症状症との相違点は、彼らの場合、そのとらわれや不安が一過性であることです。
うつ病でも、身体症状のような身体へのとらわれがみられることがあります。しかし、うつ病では「何もしたくないし、何に対しても興味をもてない」というような全般的なエネルギーの減退が顕著であるところが身体症状症との鑑別点になります。

柚木（仮名）さんは、更年期が終わろうとしていた頃、母親を乳がんで亡くしました。母親にがんが見つかったのは一〇年ほど前でした。以来、一人娘の柚木さんは、献身的に、母親の闘病生活を支え続けました。父親はすでに他界していました。母親の三回忌の準備を始めた冬、彼女は風邪を引きました。風邪自体はすぐによくなったのですが、かわいた咳がいつまでも続きました。

彼女は自宅近くの内科クリニックを受診して、特に異常はないといわれ、咳止めの薬を処方されました。けれど、薬がなくなると、咳は再び続いて、夜の眠りも妨げられるようになりました。彼女は「異常がないといわれても、症状が続くのは納得がいかない」と考えて大学病院を受診しましたが、結果は同じでした。それでも、彼女の不安はおさまらず、有名な病院を探し受診するという、いわゆる**ドクターショッピング**を繰り返すようになりました。その頃には咳は当初ほど頻繁に起こることはなくなっていましたが、反対に、彼女の不安は大きくなって、

「重篤な病気にかかっているのでは」という不安にとらわれるようになっていきました。受診した内科で精神科受診を勧められると、そのことを「ちゃんと診てくれない」と解釈して、がっかりするだけでした。その状態を見かねた柚木さんの息子さんが「眠れないと身体にもよくないから、精神科で睡眠の相談をしては」と促して、やっと彼女は精神科を受診し、私が診療を担当することになりました。

一般的に、精神科の診療では、まず、患者さんの言葉で、これまでの経緯や苦しいことや困っていることなどを思いつくままに話してもらうように促します。

柚木さんは、咳が続くようになったきっかけや、受診した医療機関でのやりとりなどを語り、診察や検査結果に納得がいかないことを切々と訴えました。話がひと区切りついたところで、私が、母親との死別や、咳が出始めた頃にあった母親の三回忌について水を向けると、「(母との)最期の日々はむしろ楽しかった。いつも一緒で、いろいろなところに行きました」と懐かしむように語り、「その間、夫はずっと放っておかれたわけですが」と付け加えました。そこで、夫婦関係について尋ねると、母親ががんだとわかる数年以上前から夫とは家庭内別居のように会話がほとんどなくなっていたと言います。そして、「そんなことよりも、夜が眠れずにつらい」と話題を変えました。私は「まだ、夫との関係や母親との死別について、これ以上のことを話す心の準備ができていないのかもしれない」と考えて、その流れに逆らわず、睡眠の話題に焦点をあてることにしました。

　柚木さんは咳が続くようになってから、健康な生活を心がけようとして、それまでの午前○時過ぎに床に就く習慣を改めて、午後九時には布団に入るようにしていると言いました。午後九時というのは病院の消灯時間でよくある設定ですが、普段は日付が変わるか変わらないかの頃に寝ついていた人が午後九時に寝ようとしても眠くならないのは、むしろ自然です。それは、体内時計がそのようには調整されていないからです。午前○時に寝て、午前六時半に起床する習慣の人であれば、仮に午後九時に寝つけたとしても、六時間半ほど眠る計算として午前三時半には目が醒めてしまうように、身体が慣らされているのが普通です。そこで、体内時計に抗わずに、普段通りに○時まで起きていることを勧め、「それでも寝つきにくいようであれば、睡眠薬を飲みましょう」と伝えました。結局、柚木さんは緊張感を軽減する作用がある睡眠薬を飲むことを選び、朝まで眠れるようになりました。

　次第に、柚木さん自身が「咳にとらわれすぎている」と感じることができるようになると、心身の緊張がほぐれて、咳はほとんど出なくなりましたが、些細な身体の変化に過敏に反応する傾向は続きました。そのため、「身体にいいことや病気の話題が出やすい同世代の友だちの集まりに顔を出すと影響されて、また不安になるのでは」と心配して、普段よりも家で過ごす時間が長くなっていました。そうすると、定年退職をして家にいる夫と顔を合わせることが増えて、これまでのように夫との関係に目を背けてばかりもいられなくなりました。柚木さんの身体症状症の治療は、いわば「第二章」の扉を開けようとしていました。

身体症状症に限らず、精神症状はある種の自己表現であることがあります。

柚木さんの場合、闘病中の母親に必要とされることは、夫から関心を払われなくなった自分に対する失望感を補うものでした。というのは、母親に寄り添い、一緒に嘆いたり笑ったりする時間は、暗に、それまでとは立場が逆の、柚木さんのほうから夫に関心を払わないという選択を示していたからです。けれど、母親の三回忌を境に始まった「咳へのとらわれ」は、柚木さんに再び、関心を払ってもらえない失望感を体験させました。「どこにも異常がない」という医師の言葉は、彼女を安心させるものではなく、彼女の苦痛を理解せず、突き放すものとして響いたのです。

ところで、柚木さんのように、故人の三回忌や命日などの重要な日をきっかけにして、遺された人たちに精神症状が出現することは珍しくなく、この現象は**記念日反応**と呼ばれています。(3)

病気不安症

病気不安症とは、身体症状症に類似の疾病で、重篤な病気にかかっているという不安にとらわれている状態です。病気不安症の場合は、身体症状はほとんどなく、あったとしてもごく軽微で、身体症状自体の苦痛を訴える身体症状症とは異なります。症状自体の苦痛よりも、症状の原因や病名に対する不安が重要な意味をもちます。身体症状症の患者さんのようにドクターショッピングを繰り返すこともあれば、反対に、必要な医療さえ受けることを回避することもあります。(2)

また、病気不安症の患者さんは、他の人が病気になった話や、健康に関するニュースを見聞きしただけで、容易に病気への不安を引き起こします。前述の柚木さんが身体にいいことや病気の話題が出やすい同世代の友だちの集まりに顔を出すことに躊躇したのは、その背景に、病気不安症に類似した不安に対する警戒心があったからでした。

四〇代の会社員の風間(仮名)さんは、仕事中に心筋梗塞の発作で倒れましたが、その後の経過は順調で、医師からは心配ないと保証されていました。しかし、風間さんの不安は和らがず、近所への散歩にも必ず妻の同行を求めました。心臓のためにも運動が必要でしたが、普通の拍動にも「心臓発作ではないか」と過敏に反応するため、リハビリテーションはなかなか進みませんでした。そのような生活は、風間さんの生きるエネルギーを消耗させ、気力や自信さえ奪って、主治医から精神科受診を勧められた時にはうつ病と診断されるほどになっていました。

このように、病気不安症ではうつ病を併発させたり、強まる不安によってパニック発作が出現したりすることがあります。

身体からの警告

身体症状症と病気不安症は、アメリカ精神医学会による最新の診断分類（通称DSM－5[2]）で初めて登場した診断名です。この二つの診断で表される病状は、それ以前は**心気症**（hypochondriasis）と呼ばれていました[5]。心気症では「その身体症状の原因を医学的に説明できない」ことが診断の重要な要件でした。つまり、心気症の診断は「身体症状は本物ではない」という前提でしたが、そのことが患者さんにとって侮蔑的に響くかもしれないという懸念から、病名変更に至ったようでした。新たな診断名である身体症状症では、医学的診断が存在するかしないかは診断の要件にはならないとしています。つまり、重要なのは身体症状そのものではなく、身体症状がどのように現れ、どのように解釈されているかにあるとしています。

実際に、以前、心気症が疑われた患者さんで、本人しか気づかないような些細な身体的違和感が潜伏する重篤な疾患の存在を告げていたことがありました。膵臓がんや卵巣がんなどは進行するまで身体症状がはっきりしませんが、そのような疾患の病初期に、身体の違和感とともに、憂うつや悲観的な思考傾向などが出現することがあり、これは**警告うつ病**と呼ばれています。

私の初診外来で、のっけから「○月△日からうつ病になった」とおっしゃった方がいました。今どきは、ご自分で診断をつけたうえで精神科を受診される方は珍しくありませんが、ピンポイントの発病時期をおっしゃったことには驚きました。お話を聴いてみると、確かにうつ病と診断してもよさそうな症状が数週間にわたって続いていました。けれど、うつ病というのは日付が特定できるような急な始まり方はしませんので、私は「うつ病ではないかもしれない」と考えながら、身体的な病気についてうかがうと、一〇年近く前から肺がんを患っているということでした。そこで、私は「身体の変化に反応したものかもしれないので、内科の主治医に相談したほうがいい」と伝えました。ご本人は「息苦しさもないし、身体は何ともないと思うけれど」と不満そうでしたが、内科で診察を受けることには同意してくれました。果たして、肺がんの病状が悪化していることがわかりました。

このような警告うつ病は、悪性腫瘍がもたらす体液の異常が中枢神経系に影響をおよぼす可能性が示唆されています[6]。

心気症から身体症状症あるいは病気不安症の診断名への変更は、「心か、それとも身体か」

と二者択一の思考に陥ることの危うさに警鐘を鳴らしているように思います。心の変調が身体に影響をおよぼすこともあれば、身体の微細な変化を心がキャッチすることもあるのです。

疾病恐怖症

身体症状症や病気不安症では「重篤な病気にかかったのではないか」という不安にとらわれていますが、医学的な知識がそれほどない人では必ずしも具体的な病気を想定しているわけではありません。重篤な病気への不安といっても、人によって何を不安に思っているかは異なり、それを知ることが快復への道標になることがあります。たとえば、「重篤な病気」が「長く苦しい闘病生活」を意味している場合もあれば、「死に際の苦しみ」や「死ぬこと」そのものを思い浮かべている人もいるかもしれません。あるいは、未来や愛する人たちを喪うことを真っ先に思い浮かべる人もいるでしょう。

ところで、身体症状症や病気不安症が病気に対する漠然とした不安にとらわれているのに比して、診断名としての**疾病恐怖症**は、ある特定の病気に対する不安にとらわれている精神的な病気です。

たとえば、**エイズ**（後天性免疫不全症候群 Acquired Immunodeficiency Syndrome：ＡＩＤＳ）**恐怖症**

では、「エイズにかかったのではないか」あるいは「エイズにかかるのではないか」という不安にとらわれています。私の臨床経験に限っていえば、エイズ恐怖症は男性に多いように思います。そのこと自体は、エイズの感染経路として男性同士の性行為がマスコミなどで大きく取り上げられたことから理解できますが、エイズ恐怖症の男性患者さんが同性愛者かというと、必ずしもそうではありません。むしろ、同性愛者を過剰なまでに毛嫌いしていて、エイズ恐怖というよりも、同性愛に対する恐怖が表立っているように見える人もいます。その中には、「自分には同性愛傾向があるのではないか」という疑念が頭から離れず、そのような自分を無意識に嫌悪している人さえいます。もちろん、その心理に至るまでの道のりは人によってさまざまであり、複雑であることは言うまでもありません。

このように、疾病恐怖症の恐怖の対象は、たいていはもっと別の何かであり、このような心のからくり（心的防衛機制）は**置き換え**と呼ばれています。これまで述べてきたように、置き換えられた恐怖は、本来の恐怖を経験しないための防衛ですが、その防衛は過剰で不自然で、結果的にその人を混乱させます。

主観的な健康感と客観的な健康感

本書の第1章で、世界保健機関（World Health Organization：WHO）[6]が掲げた「精神が健康であること」の定義をご紹介しました。それは「自分の可能性を実現し、通常のストレスに対処し、生産的に働き、地域社会に貢献できる満足のいく状態にあること」というものでした。それでは、精神に限らず、全般的な健康についてWHOはどのように定義しているかというと、「健康とは、単に病気でないとか、弱っていないということではなく、肉体的にも、精神的にも、社会的にも、すべてが満たされた状態である」（日本WHO協会訳）とされています。英文では「Health is a state of complete physical, mental and social well-being and not merely the absence of disease or infirmity.」です。この英文の定義の改訂が一九九八年に提案されて、総会議案とすることが採択されましたが、他の重要案件が優先された結果、いまだ審議入りしていません。[7]

改訂案には二つの単語が追記され、「Health is a *dynamic* state of complete physical, mental, *spiritual* and social well-being and not merely the absence of disease or infirmity.」となりました。文中の dynamic は日本語で「力動的（ダイナミック）」と訳され、しばしば「静的な」とい

う意味の対語として用いられます。健康の定義にdynamicという一語が加わった意図は、健康であるということが静的な（固定された）ものではなく、疾病やそれに類似した状態との間を揺れ動く動的な状態であることを明確にすることにあったようです。また、spiritualは単に「精神的な」と邦訳されることもありますが、material（物質的な）の対語として用いられることがありますし、宗教的な意味合いが込められた単語でもあります。その意味では、spiritualという言葉が追記されたのは、人間の尊厳や死生観などの、目には見えない人間としての価値観を尊重する姿勢を表しているといえるかもしれません。

従来は社会全体の健康度を測る指標として、疾病罹患率や死亡率が使用されてきました。このような**客観的な健康感**と対比するものとして、近年、**主観的な健康感**が注目されるようになっています。[8]この場合の健康感の「かん」は「観」ではなく「感」が用いられることが多いようです。これには、健康についての概念というよりも、むしろ「健康であるという実感」を強調したい意図があるのかもしれません。つまり、主観的な健康感とは、「自分自身が自己評価した健康度の実感」のことであり、専門家による評価尺度や医学的検査の結果とは別個のもので、特徴的な点は集団よりも個人に焦点づけたものであるということです。

主観的な健康感に関する本邦での調査[9]では、「非常に健康だと思う」あるいは「健康な方だと思う」と回答した人は全体の七三・七%でした。また、同一の調査で、「健康とは何か」という問いに対しては、「病気がないこと」と回答した人が六三・八％、次いで「おいしく飲食できること」が四〇・六％、「身体が丈夫なこと」が四〇・三％で、身体面が重視されていることがわかります。

六五歳以上の高齢者を対象とした海外の研究[8][10]では、主観的な健康感が「すぐれない（poor）」と回答した人は、「非常によい（excellent）」と回答した人よりも、六年間の追跡調査で死亡率が三倍近く高かったという結果が報告されています。このように、主観的な健康感は、特に高齢者の生命予後に関連することが示唆されています。

また、主観的な健康感に影響するものとしては、慢性疾患の有無、仕事の有無、日常生活動作能力（Activity of Daily Living：ＡＤＬ）、経済状況、生活の質（Quality of Life：ＱＯＬ）などがあげられています[11]。

昨今、テレビをつけると、毎日のように、どこかしらの局で「健康に関する話題を取り上げた番組」（以後、健康番組）を視聴することができます。私自身も観るとはなしに観始めて、気がつけば最後まで観てしまったということが少なくありません。自分の年齢のせいか、特に、健康長寿といわれる人たちの健康法は「ちょっとマネしてみようか」という気になります。私に限らず、視聴者の多くが健康長寿の方々と自分自身を比較しながら、番組で紹介される健康情報を参考にして、自分自身の加齢による変化を受けとめたり、健康状態をモニターしたりしているのではないでしょうか。そういう何気なく、楽しみながらやっているセルフケアが主観的健康感の維持や向上に役立っているような気がしています。その意味では、医療者や保健福祉職の人たちは、加齢にともなう自然な変化を病気扱いしたり、適度な喫煙や飲酒などの生活習慣がその人にもたらすリラクゼーション効果を考慮せずに、専門家による客観的な健康感によって一方的に指導したりすることによって、主観的な健康感が損なわれないように注意する必要があります。

さて、日本は世界的にみても長寿の国です。二〇一七年度の調査[12]では、日本国民の平均寿命は女性が八七・一四歳、男性が八〇・九八歳で、一〇〇歳を超える人たちもそう珍しくない時代となっています。俗にいう「人生一〇〇年時代」です。けれど、日常生活に支障がなく暮らせる、いわゆる**健康寿命**の平均は平均寿命よりも一〇年ほど短く[13]、その差はなかなか縮まらないことがニュースでもたびたび報道されています。せっかく長生きをしても、最期の一〇年あまりは思うように身体が動かなかったり、もの忘れが進んだりするかもしれないことを考えると、生きることにも不安を感じます。この不安は裏返せば、思うように身体が動かなくなったり、もの忘れがひどくなったりしたら、自分は不自由だったり居心地が悪かったり惨めな思いをしたりするんじゃないかという恐れだろうと思います。自分が対峙しなければならない未来の社会に対する予感です。そういう視聴者の不安も、健康番組の視聴率を支えているのかもしれません。主観的健康感の維持や向上には、このような不安を緩和するような働きかけも必要であるように思います。

参考文献

（1）新村出編『広辞苑（第六版）』岩波書店、二〇一六年
（2）American Psychiatric Association（高橋三郎、大野裕監訳）『ＤＳＭ－５精神疾患の診断・統計マニュアル』医学書院、二〇一四年
（3）小此木啓吾『対象喪失―悲しむということ』中公新書、一九七九年
（4）平島奈津子「心気症、その他の身体表現性障害」『Medical Practice』二六巻九号、一五〇七―一五一〇頁、二〇〇九年
（5）新開浩二、中村純「警告うつ病」『日本臨床別冊（領域別症候群シリーズ　精神医学症候群Ｉ）』三三四―三三六頁、二〇〇三年
（6）World Health Organization: Mental health: a state of well-being. August 2014.（http://www.who.int/features/factfiles/mental_health/en/）（二〇一九年七月一日閲覧）
（7）日本ＷＨＯ協会「健康の定義について」（https://www.japan-who.or.jp/commodity/kenko.html）
（8）岡戸順一、星旦二、長谷川明弘他「主観的健康感の医学的意義と健康支援活動」『総合都市研究』七三号、一二五―一三三頁、二〇〇〇年
（9）厚生労働省「第2章　健康をめぐる現況と意識」『平成二六年度版厚生労働白書　健康長寿社会の実現に向けて―健康・予防元年』五〇頁、二〇一四年（https://www.mhlw.go.jp/wp/hakusyo/kousei/14/dl/1-02-1.pdf）（二〇一九年七月一日閲覧）

（10）Mossey, J. M., Shapiro, E.: Self-rated health: a predictor of mortality among the elderly. *Am J Public Health* 72(8): 800-808, 1982.

（11）Diener, E., Oishi, S., Lucas, R. E.: National accounts of subjective well-being. *Am Psychol* 70(3): 234-242, 2015.

（12）厚生労働省「平成二八年度簡易生命表の概況」二〇一七年（https://www.mhlw.go.jp/toukei/saikin/hw/life/life16/dl/life16-15.pdf）（二〇一九年七月一日閲覧）

（13）橋本修二「厚生労働省科学研究補助金（循環器疾患・糖尿病等生活習慣病対策総合研究事業）分担研究報告書　健康寿命の全国推移の算定・評価に関する研究―全国と都道府県の推移」二〇一八年（http://toukei.umin.jp/kenkoujyumyou/houkoku/H29.pdf）（二〇一九年七月一日閲覧）

第6章　社交不安症と対人恐怖

社交不安症の診断

社交不安症(1)は、人前でスピーチをするような社会場面を想像して、あるいはその場面に対峙した時に**過剰に**不安になるあまり、その場面を**回避**しようとしたり、実際に逃げ出したりすることによって、職業や学業を含めた社会生活に大きな支障や苦痛を感じる精神的な病気です。大勢の人が注視する中で話をしなければならない時は、誰でも、ある程度は緊張し、失敗しやしないかと心配になったりします。そのため、自分の不安が過剰なのか、他の人と変わらないレベルなのかは判断がつきにくいところがあります。

二〇年近く前のことですが、社交不安症――当時は「社会不安障害」という病名で呼ばれていました――の新たな治療薬の治験モニターを募集する新聞広告が大々的に掲載されたことがありました。ちなみに、治験とは、治療薬として国の承認を得るための最終段階で、実際の患者さんにその薬を飲んでもらって効果や副作用を確認する手続きのことです。その治験広告を見て受診してきた人たちの多くは、自分が悩んでいたことが「まさか病気だとは思わなかった」と話していたことを印象深く思い出します。それは、いかに大勢の社交不安症を患っていた人たちがその生きにくさを、内気、引っ込み思案、恥ずかしがりといった性格のせいだと諦めていたかということを精神科医たちに知らしめた出来事でした。

社交不安症には、さまざまなタイプがあります。

たとえば、いわゆる**赤面恐怖**や**あがり症**と呼ばれる人たちは、人前で話をしたり、字を書いたり、作業をしたりする時に、緊張して顔が赤くなったり、赤くなるのではないかという予期不安を過剰に感じて、そういう場面を避けてしまうのが特徴です。それは、「緊張で顔がこわばっているのを他人に気づかれるのでは」という過剰な不安をもつ**表情恐怖**の形をとることもあります。中学や高校の授業中に教師から一人立って教科書を音読するようにと命じられ、読み出したら緊張のあまり顔が赤くなるだけではなく、汗が大量に出たり、動悸がしたり、声が震えたり、手が震えたりした体験をきっかけとして、**朗読恐怖**となったり、予期不安として**発**

汗恐怖や**震え恐怖**などが出現する人もいます。社交不安症では、このようにさまざまな自律神経症状を伴うことが少なくなく、お腹が急に痛くなって便意を催すような**過敏性腸症候群**もよく併発します。

学生の場合は、このような恐怖場面を避けるという目的で、不登校になることがあります。会社員の場合は、会議や営業活動でスピーチをしたり、かかってきた電話に出て上司や同僚の前でやりとりしたりすることなどに対して過剰に緊張し苦痛を感じることがあります。通常、その背景には「失敗したら、どうしよう」「咎められたら、どうしよう」という他者からの評価についての不安が存在しています。その不安が行きすぎると、学生の不登校のように出勤することができなくなることもあります。

しばしば、**スピーチ恐怖**の自己治療として、お酒を飲むことによってリラックスしようとする人がいます。けれど、会議でスピーチをする直前に「トイレで缶ビールをひっかける」というような対処法には難点があります。それは、アルコールに**耐性**という性質があるため、同様のリラックス効果を得るために量がだんだん増えていき、飲酒量が増えていくとかえってイライラしてきたりするようになることです。このことは、社交不安症に**アルコール依存**が併発する所以のひとつです。そのうえ、このような隠れ飲酒がたび重なれば、周囲の人たちもさすがに気づきます。周囲の人の探るような眼差しは、社交不安症の症状をますます加速させるでしょう。

その他、結婚披露宴などの受付で署名をする時、過剰に緊張するあまり手が震えてうまく字が書けないというタイプの社交不安症もあります。中には、箸を持つ手も震えるという理由で、**会食恐怖**を併発している場合があります。

この「書字の際に手が震える」症状を呈する疾患として、**職業性ジストニア**の一種である**書痙**と鑑別する必要があります。ジストニアとは「反復性・捻転性の持続する一定のパターンをもつ筋収縮によって特定の動作が障がいされる」ものです。職業性ジストニアとは、「一定の作業姿勢を持続する必要がある業務や、身体の一部を反復して使用する業務に従事している労働者に生じるジストニア(2)」で、筆記用具をもった手に異常に力が入って震えて字がうまく書けない書痙はその代表例ですが、他にも、パソコン作業が主である労働者がマウスをもつ右手の人さし指が伸びてしまってマウスをうまく操作できなくなる例や、楽器演奏者やスポーツ選手の例が報告されています。職業性ジストニアの病因は大脳基底核の機能異常とされていて、その治療法も社交不安症とは異なりますので、日頃、書字作業が多く、書字の時だけ力が入ってしまう場合には、精神科ではなく、まず脳神経内科を受診することをお勧めします。

更年期症状と社交恐怖

代表的な更年期症状のひとつである**ホットフラッシュ**（ほてり、のぼせ）の苦痛によって、赤面恐怖や発汗恐怖などが生じて、人前に出ることを避けるようになることがあります。

更年期とは、閉経前後の一〇年間を指します。日本女性の閉経年齢の中央値は五〇・五歳[3]ですから、その更年期は四五歳頃～五五歳頃の期間になります。更年期にさしかかり、女性ホルモンであるエストロゲンが急激に低下すると、それに反応して視床下部は持続的な機能亢進状態となり、視床下部に存在する自律神経中枢に影響をおよぼします[3]。一方、更年期の女性をとりまくさまざまな心理社会的要因も大脳皮質－大脳辺縁系を刺激して、やはり視床下部の自律神経中枢に影響をおよぼすと考えられています[4]。その結果、いわゆる**更年期障がい**と呼ばれるようなさまざまな自律神経症状が出現します。

更年期障がいの代表的な症状として、ホットフラッシュがあります。ホットフラッシュとは、発作性に顔・頸部・胸部がほてって紅潮し、その状態が数分ほど続くものです。一度ホットフラッシュを経験すると、繰り返し起こり、また、軽度の体温上昇や発汗過多を伴うことがあります。ホットフラッシュの引き金になるものとしては、暖房の効いた部屋への入室、熱い飲食物やアルコールの摂取、ストレスなどが知られています。ホットフラッシュを経験した女性では、そうでない女性に比べて、脳内のノルエピネフリン濃度が上昇する一方、セロトニン濃度は減じ、不安を感じた時に類似した生理学的過程が生じて、交感神経系の反応が増す結果、体温調節系に影響をおよぼすことがわかっています。[5] この機序は、ホットフラッシュに対してエストロゲン製剤やSSRIが効く女性がいるという理論的な根拠になるかもしれません。

ホットフラッシュと不安では類似した生理過程が生じているという事実からも予想されるように、ホットフラッシュを経験した女性はホットフラッシュに反応したさまざまな不安を抱いていることがあります。ホットフラッシュなどの更年期症状は五年以上続くことが少なくありませんから、[6] その間に、「このつらさは絶対によくならない」「最悪だ」とか、「自分にはコントロールできない」といったネガティブな確信にも似た考えに傾いてしまうことがあります。その結果、「汗だくで、みっともない自分を見られたくない」などと考えて社交不安症に類似した不安にとらわれ、人が集まる場所を避けるようになることがあります。

実は、私も更年期にホットフラッシュに悩まされました。人前でドッと汗が噴き出した時に「他の人は涼しい顔をしているのに、私だけ大汗をかいて、みっともないと思われているだろう」と考えたこともありました。けれど、精神科医は人と接する仕事ですから、大汗をかいても、顔が紅潮していても、人と会い続けなければなりません。そこで、私は「更年期の女性でホットフラッシュを経験している女性は私だけではない」「女性は皆、更年期を通過するのだ」などと考えるように頭を切り替え、自分にホットフラッシュがあることを積極的に口にするようにしました。すると、「ホットフラッシュが出たら、どうしよう」という緊張感や不安は減って、たとえ突然ホットフラッシュに襲われても、「ただの大汗」と開き直って、ゆうゆうと扇子を使ったりして、おさまるのを待てるようになりました。

そこで学んだことは、ホットフラッシュは時間が経てばおさまり、焦らなければ、もっと早くおさまるということでした。おまけに、当時、若い人たちが多い職場に勤務していて「トシをとっていて恥ずかしい」と無意識に感じている自分にも気づけて、この発見にはわれながら、ちょっと驚きました。すぐにくたびれてしまう自分と比べて、若い精神科医や看護師さんたちがイキイキと働く姿を羨ましく思っていたのだなあと素直に認められたことは、むしろ、若かった自分を振り返り、これまでの経験が無駄ではなかったことを再認識するきっかけになったような気がしています。

私がとったこのような対処は、社交不安症に対する認知行動療法のテクニックを応用したものでした。不安や憂うつのようなネガティブな気持ちは、それと意識しているかどうかはともかくネガティブな考えから生まれます。そして、ネガティブな考えが修正されないまま続くと、ネガティブな気持ちは心に深く根を下ろして、行動や身体にも影響をおよぼしていきます。認知行動療法では、ネガティブな気持ちや考えが起きる場所や機会を避ける行動を**安全保障行動**と呼び、むしろネガティブな考えを修正する機会を奪ってしまうリスクがあると考えます。つまり、安全保障行動をとらずに不安に向き合うことが求められます。その治療目標は、患者さんの過剰な不安をもたらしている考え方の不合理なところを患者さん自身が吟味して、不安を軽減することです。

認知行動療法の治療者は、しばしばマラソンの伴走者に喩えられますが、これは、患者さん自身が考え、行動することによって、新たな視点を発見する治療であり、治療者は安全にゴールに到達できるようにペース配分をし、励ます役割を担っているということを表した喩えです。

「あるがまま」を受け入れる

現在、社交不安症という診断名で呼ばれている病状は、従来、日本では**対人恐怖症**という診断名で知られていました。そして、以前は、国際的には対人恐怖症の患者さんは少なく、日本に独特のものだろうといわれていました。[7] ところが、よくよく調べてみると、欧米でもそういう患者さんは珍しくないことがわかってきたのです。つまり、国際的にも、自分の生きにくさの理由が名前のつく病気だとは思わず、精神科を訪れる人が少なかったことが明らかになったのです。

対人状況での恐怖症を対人恐怖症と名づけたのは、精神科医の**森田正馬**《もりたまさたけ》（一八七四〜一九三八）でした。**森田療法**はその森田が創始した精神療法です(8)。

森田療法では、不安や恐怖などを「取り除かなければならない悪いもの」とはとらえずに、自然な感情と見なすことを治療の出発点としています。つまり、人前で感じる恥ずかしさは人間として自然な感情であるにもかかわらず、対人恐怖症では、それを「ふがいない」とか「情けない」などと考えて、恥ずかしがらないようにと葛藤し苦悩するがゆえに、恥ずかしさの結果として生じている赤面や震えなどがますますひどくなり、そうすると、ますます「ふがいない」と感じるという悪循環に陥っているのだと森田は考えたのです。

確かに、人間には「こうあるべきだ」と考える傾向があり、そのために、それと意識せずに自分や他人を不自由にしているところがあるように思います。森田療法では「あるがままを受け入れる」ことを治療目標としています。一般的に、どんな治療に取り組む時にも抱く「不安を消し去りたい」とか「よくなりたい」と願う気持ちは、森田療法では「あるがままを受け入れる」ことを阻むものとして注意深く検討されます。不安は自然な感情なのだから、そのまま放っておこうと考えるのです。このような、肩の力を抜いた心の構えを実践することがどれほど困難なことかを悟る時、自分がどれほど不自由で緊張を強いられながら生きているかを実感するように思います。

社交不安症の薬物療法

社交不安症には医療保険の適用が承認されている薬があります。第3章でもご紹介したSSRIです。現在、本邦では四種類のSSRIが発売されていますが、そのうち三種類のSSRIが社交不安症の治療薬として認可されています。

社交不安症の治療では、薬物療法以外にも、認知行動療法、森田療法、精神分析的精神療法などの有効性が知られています。今日では、それぞれの治療の特性と、治療を受ける人のニーズや時間的・経済的な条件などを考えあわせて、治療を選択することができます（表2）。社交不安症は治療によって治る病気だということを、この病気で悩んでいる多くの人にぜひ知ってもらいたいと思います。

対人恐怖症と Taijin kyofusho

先述したように、日本で対人恐怖症と呼ばれていた病気はアメリカでも認められるようにな

表２　社交不安症の治療（文献13より改変）

●**薬物療法**

選択的セロトニン再取り込み阻害薬（SSRI）*

第一選択薬。少量から開始し、かえって不安が高まるアクティベーション症候群の発現に留意しながら漸増する。

β遮断薬*

実演恐怖（人前でのスピーチなど）に有効。実演前の頓用薬などとして使用。

ベンゾジアゼピン系抗不安薬*

有効性や安全性（依存性・脱抑制などの危険）の面から考えて、第二選択の薬。長期の使用は避ける。

●**精神療法**

認知行動療法（個人・集団）

第一選択の治療。実証研究により有効性が確認されている。曝露と認知再構成が主な技法。

森田療法

対人恐怖症の治療として実績がある。「不安へのとらわれ」に気づき、「あるがまま」を受容することによって、不安を建設的な方向に活かす術を習得。

精神分析（的精神）療法

症状に置き換えられている根本的・無意識的な不安（超自我不安・分離不安など）や二次的に生じた疾病利得の探索に有用であり、患者のニーズにより選択を考慮する。

家族療法

症状維持因子となっている家族内力動の変化を図り、二次的に生じた家族内の葛藤を和らげる。

*保険適用のない薬剤に注意

り、一九八〇年に発行されたアメリカ精神医学会による『精神疾患の診断・統計マニュアル第三版（DSM‐Ⅲ）』に初めて登場しましたが、その時の診断名はsocial phobia（社会恐怖）でした。次に刊行された改訂版のDSM‐Ⅳ（一九九四年）では、この診断名にもうひとつの診断名としてsocial anxiety disorderという呼称が付記されました。これは社会不安障害と邦訳されましたが、その後、現在の邦訳の社交不安症に変更されています。なお、この病気を抱える人たちの苦悩は社交場面に限らず、仕事などの社会場面でもみられるため、この改訳については賛否両論があります。

　特筆すべきは、現在使われている最新版のDSM‐5の付録ページ（苦痛の文化的概念の用語集）にTaijin kyofushoという診断名が掲載されていることです。それによると、Taijin kyofusho（タイジンキョウフショウ）は「社会的交流において、自己の外見や動作が他者に対して不適切または不快であるという思考、感情、または確信によって、対人状況についての不安および回避が特徴である文化症候群である[1]」と定義されており、「社交不安症よりも広い構成概念である[1]」とされています。つまり、社交不安症では「自分が恥をかく」心配に対する不安が主であるのに対して、Taijin kyofushoでは「自分のせいで他人に不快な思いをさせる」心配に対する不安が主であるという違いがあります。そして、後者の特徴は日本文化に根差した「対人的な構え」が影響しているというのです。たとえば、同じ赤面恐怖症でも、後者では単に「自分の顔が赤くなって恥ずかしい」と感じるよりも、「赤くなった自分の顔を見た人に気まずい思いをさせてしまうのでは」という不安のほうが優先されるというのです。

忖度と日本文化

もちろん、このようなTaijin kyofushoの定義には異論もあります。欧米でもTaijin kyofushoと同様の気遣いや心配を示す患者さんは存在しており、一概に文化症候群として一括りにはできないとの見方もあります。しかし、日本の社会には「他人の、言葉にしない気持ちを察して、配慮する」ことが奨励されるような文化があることも間違いないように思います。たとえば、「空気が読めない」人は社会人として欠陥があるように囁かれたり、あるいは、多数派と目される人たちと意見を異にしたり、徒党を組まずに自分の考えに基づいて自律的に行動している人は「協調性がない」と断じられたりするのは、このような文化の現れとは言えないでしょうか。

近年、流行語になった「忖度」を『広辞苑』で引くと、「他人の心中をおしはかること。推察」(9)とあり、そういう意味では、きわめて日本的な言葉です。ところが、マスコミが政治家と官僚の関係性を取り沙汰する中で、「忖度」という言葉が使われるようになると、この言葉はすっかりネガティブな意味合いをもつようになりました。これは、どこか皮肉めいた現象だといえます。

このような「忖度」をめぐる社会現象をみていると、私たち日本人の多くは、日常的、無意識的に「他人の、言葉にしない気持ちを察する」ように努めていて、いちいち言葉にして尋ねることによって「他人の気持ちを損ないたくない」という気遣いが習慣として身についていることに、もっと自覚的になったほうがいいのではと感じるようになりました。このようなコミュニケーションの特徴は他人への思いやりや優しさから生じる面がありますから、一概に悪いこととは言えませんが、「言わずもがな」の関係性から**勘違いのコミュニケーション**が生じたり、無言の「圧力」に屈してしまいやすくなったりすることもある、と気づかされました。

人見知り不安と人に見知られる不安

社交不安症における不安は、いわば、他の人に自分を見知られる不安だといえます。つまり、不安の背景には「情けなく、ふがいない自分を見られたくない」という思いがあります。一方、「忖度の文化」は「言葉にしない相手の心の中を汲み取る」ことを要求していますが、これは裏返せば、自分の想像を超えた考えや思いが相手にあることを恐れる気持ちの表れだともいえるような気がします。

親密で、よく知っていると思っていた知人の意外な一面を目撃した時、私たちは動揺します。たとえば、穏やかだと思っていた人が些細なことで不意に店員を怒鳴りつけるのを見ると、相手の中に「見知らぬ他人」を感じて、不安になり、なんとも落ち着かなくなります。それは、目の前で起きている現実の認識と、心の中のイメージに齟齬が生じるからです。

その意味では、忖度の文化は、「集団的な人見知り不安」を防衛していると考えることもできるかもしれません。空気を読み、協調性を求める風潮は、このような不安の表れといえるように思います。

パーソナリティ別「人が恐い」の心理

「人が恐い」とひと口で言っても、その恐さの在り様は人それぞれです。

そこで、「人が恐い」心理に関連するパーソナリティをいくつか取り上げて説明したいと思います。

パーソナリティとは、一言でいえば、「その人がどういう人間なのか」ということです[10]。同じ状況にいても、同じ体験をしても、そこで感じること、考えること、行動することは人によって異なりますし、何がその動機となっているのか、あるいは心をどのようなやり方で防衛しているのかなどは、一人でいるか、あるいは誰が一緒にいるかによっても変わってくるかもしれません。

パーソナリティはその人がもつ個性です。一〇〇人いれば、その人数分だけパーソナリティのバリエーションがあるように思います。

パーソナリティの在り様（スタイル）が極端に偏った場合に、しばしば社会的に不適応を起こしたり、自覚的な生きにくさを強く感じて問題を抱えたりすることになりますが、その境界線は不明瞭です。したがって、これからご紹介するパーソナリティの特徴が自分に当てはまるからといって、「異常」であるとは限りません。むしろ、それぞれのパーソナリティの特徴の一部が自分に当てはまると感じたり、「日頃は意識していないけれど、自分にはこんなところもある」と気づいたりすることもあるかもしれません。

①回避性パーソナリティ

回避性パーソナリティの人は、他の人からの批判や拒絶を恐れているため、対人交渉が必要な仕事を避けたり、「好かれている」あるいは「批判されない」という確信がもてない限り、人と関係をもちたがらなかったりするところがあります。つまり、彼らは、他の人たちを「自分を批判したり、非難したり、拒絶したり」する存在として、恐がっています。他の人たちは彼らを傷つけるかもしれないと考えているため、対人場面では目立たないように心がけているので、孤立して見えることがあります。

また、彼らは周囲の人たちの批判や拒絶にとらわれているため、おどおどしています。そうした彼らの態度が彼らの恐怖を皮肉にも現実化してしまい、周囲の人たちの嘲笑を誘う結果を招くことがあります。

特筆すべき点は、彼らが社交的な生活に積極的に参加したいという気持ちをもっていることです。しかし、彼らは自分自身を醜いとか虚弱であるなどと見なしているために、その羞恥心から他者を遠ざけてしまっています。このような羞恥心によるブレーキは幼少期から繰り返された「恥ずかしい思いをした体験」と、その体験にまつわる葛藤や情緒の問題が関連していることが少なくありません。

まとめると、彼らは、秘かに抱いている自我理想に届かない自分を恥じ、そのナルシシズム（自己愛）の問題を背景として「人が恐い」と感じるようになっているのです。

②自己愛性パーソナリティ

自己愛性パーソナリティの人は、自分の能力や業績を過大評価し、特権意識をもち、尊大で傲慢な態度をとる特徴があります。彼らの特権意識は、他の人たちに対する共感の欠如とあいまって、他者を不当に利用し、搾取する結果となることがあります。

果たして、このような彼らが人を恐がるだろうかという疑問がわきますが、このような心のもちようが彼らの防衛であると考えると、彼らが抱える対人恐怖の在り様が明らかになります。言うなれば、彼らは本来の「ちっぽけで弱々しい」自己を護るために、尊大さという鎧をまとう必要に迫られているのです。彼らは絶えず他の人たちと自分を比較して、一番でなければ気が済まず、他の人たちを羨み、他の人たちもまた自分を羨み妬んでいると決めつけるため、他の人たちをこき下ろすような攻撃的な態度を示したりします。その一方で、彼らの自尊心を支えるために、絶えず他の人たちの承認や賞賛も必要としています。それはつまるところ、他者という存在が彼らにとって「もろ刃の刃」であることを物語っているように思います。それゆえに、他の人たちの批判や社会的な挫折体験によって彼らの防衛が打ち砕かれると、彼らは人を避け、ひきこもり事例と化すことがあります。

空想的であることは、彼らの特徴のひとつです。彼らはしばしば限りない成功や理想の愛などの自己愛的な空想に心を奪われています。言い換えれば、空想の世界にひたっている間は、彼らを傷つける現実に触れずに済むわけです。そう考えると、出勤恐怖に陥った会社員がインターネット上の副業で活躍したり、不登校の学生がオンラインゲームに興じたりするようなひきこもり事例の中に自己愛性パーソナリティの人たちが少なくないことも腑に落ちるかもしれません。

③パラノイドパーソナリティ

パラノイド（妄想性／猜疑性）パーソナリティの人は、十分な根拠なく、他の人たちが自分を利用したり、危害を加えたり、自分を騙そうとしているという疑いをもっているため、他の人たちと親密な関係をもとうとせず、しばしば好戦的であるという特徴をもっています。彼らに近づいてくる人たちは皆、自分を騙そうとしていると決めつけ、個人的な質問をされても答えることを拒否することさえあります。つまり、彼らにとって、他人はすべて「迫害者」と見なされ、常に用心深く監視されるべき存在であり、恐怖の対象です。彼らは常に緊張し、不安な状態でいます。彼らが見せる強い敵意や怒りは、彼らの内的な発露というよりもむしろ「迫害者」に対する報復の意味をもっています。

パラノイドパーソナリティの人の自尊心も低く、自己愛性パーソナリティの人に類似した防衛をとり、その劣等感を代償するように誇大的に振る舞ったり、特権意識をもったりします。しかし、彼らは賛辞を賛辞として素直に受け入れられず、批判やプレッシャーとして誤解します。この点が他者の承認や賛辞に支えられる自己愛性パーソナリティの人とは異なります。

彼らの特徴的な防衛では、心の中に保持するには不快で危険であると感じた思考や情緒が他の人たちに投影されます。言い換えれば、彼らが認知する他者イメージは彼らの恐怖が投影されたものです。彼らはその自己評価の低さのために、逆に、地位や権力に対して過敏に反応し、それは「従順に従うように支配されてしまう」という妄想的な恐れへと発展し、その一方で「他者を支配したい」という願望が防衛的に構築されます。その結果、彼らの妄想的な恐怖の投影によって周囲の人たちも妄想的となり、彼らのコントロールの「柵内」に閉じ込められてしまうことがあります。すなわち、彼らが恐いと感じる他者を彼らの「恐怖」の世界に閉じ込めることによって、彼らは「人が恐い」という心理を克服しようとするのです。それらは、時に訴訟や政治的な活動の形をとって現れることがあります。

④シゾイドパーソナリティ

シゾイドパーソナリティの人は、社会的関係からの離脱と対人関係場面での限定された情緒表現を特徴としており、他者と親密な関係をもちたいと思わず、親密な関係を発展させる機会に無関心、他者の批判や賞賛に対しても無関心、さらには性的欲求に関しても無関心であるように見えます。彼らの態度はよそよそしく、怒りなどの情緒反応にも乏しい印象を与えます。このように、一見、彼らは人に対して超然とした態度をとっていて、「人が恐い」という心理からは遠いように思えます。しかし、それは彼らの防衛的な姿であり、内面は対人関係に過敏で、情緒的にもむしろ貪欲です。

シゾイドパーソナリティ研究のパイオニアである精神分析家のドナルド・フェアベーン（W. Ronald D. Fairbairn）(12)によれば、彼らの根底には自我の分裂があると言います。つまり、彼らの自己イメージはいまだ統合されないままとなっているために、「自分が何者なのか」という確かなアイデンティティをもてず、葛藤的情緒や願望などに圧倒されやすい未熟な心のまま発達が停止している状態にあるというのです。フェアベーンは、彼らの不安を「赤ずきん空想」と呼びました。赤ずきんとは、誰もが知る童話の主人公のことです。フェアベーンによれば、愛するおばあさんを大きな口で飲み込んでしまうオオカミは赤ずきん（シゾイド心性をもつ彼ら）の願望的な姿を表しており、愛するおばあさんを自分のものにしたいという赤ずきんの願望によって、目の前からおばあさんは消え去り、オオカミ（危険な自己を投影した他者）だけが残るという空想が彼らの不安の根底にあるというのです。すなわち、「赤ずきん空想」は、彼らにとって他者を求め愛することが「他者を食い尽くす」ことと同じであると感じるような情緒の貪欲さを示したものです。それに呼応するように、彼らは、自分に近づく他者に対して「飲み込まれ、食い尽くされる」不安を抱いてもいます。つまり、彼らの「飲み込まれる不安」とは、自分を見失う不安のことです。

このような対人恐怖によって、彼らは、普段は人と距離をとり、内的な空想の世界に閉じこもっています。しかし、ひとたび、侵入的な人物や過酷な現実（外的なストレス因）にさらされると、その内面にある「おびえる自己」を防衛するために、攻撃的で、激しい一面を見せて、周囲の人たちを驚かせます。

ちなみに、シゾイドパーソナリティは学者や芸術家に多いといわれていて、これは職業的な条件が彼らのパーソナリティにフィットしているということだろうと思います。その意味では、長年、研究職だった人がその研究者としての能力の限界を会社側から言い渡される形で営業職などに異動させられて、数ヵ月後に新たな環境やアイデンティティに順応できず、抑うつ的となることがあります。

ひとくちに「人が恐い」といっても、自分や他者をどのような存在としてとらえているのかによって、そして、もともとの心性をどのように防衛しているのかによって、その意味あいは大きく異なります。つまり、自分の在り様によって、人（他者）をどう認識するかは異なるのです。人が恐いと感じる時、その恐怖は自分の身の内にあるということです。

参考文献

（1）American Psychiatric Association（高橋三郎、大野裕監訳）『DSM-5精神疾患の診断・統計マニュアル』医学書院、二〇一四年
（2）玉川聡「職業性ジストニア」『日本臨床別冊 新領域別症候群シリーズ27 神経症候群（第2版）II―その他の神経疾患を含めて』二八〇―二八三頁、二〇一四年
（3）玉田太朗、岩崎寛和「本邦女性の閉経年齢」『日本産婦人科学会誌』四七巻九号、九四七―九五二頁、一九九五年
（4）若槻明彦「更年期障害」泉孝英編集主幹『ガイドライン外来診療―今日の診療のために 2008』二一三―二一九頁、日経メディカル開発、二〇〇八年
（5）Dennerstein, L. D., Lehert, P., Koochaki, P. E. et al.: A symptomatic approach to understanding women's health experiences: a cross-cultural comparison of women aged 20 to 70 years. *Menopause* 14(4): 688-696, 2007.
（6）Col, N. F., Guthrie, J. R., Politi, M. et al.: Duration of vasomotor symptoms in middle-aged women: a longitudinal study. *Menopause* 16(3): 453-457, 2009.
（7）中村敬「『人が人を怖がる』ことを精神医学はどうみるか（特別企画：〝人が怖い〟の心理学）」『こころの科学』二〇一号、八―一三頁、二〇一八年
（8）北西憲二「恐怖と欲望―対人恐怖を中心に」『imago』五巻四号、五〇―五七頁、一九九四年
（9）新村出編『広辞苑（第六版）』岩波書店、二〇一六年
（10）平島奈津子「パーソナリティ障害との関連（特別企画：〝人が怖い〟の心理学）」『こころの科学』二〇一号、四六―五〇頁、二〇一八年
（11）Lingiardi, V., McWilliams, N. (eds.): *Psychodynamic diagnostic manual: PDM-2*. Guilford Press, 2017.
（12）W・R・D・フェアベーン（相田信男監修、栗原和彦編訳）『対象関係論の源流―フェアベーン主要論文集』遠

見書房、二〇一七年

（13）平島奈津子「社会不安障害」泉孝英編集主幹『ガイドライン外来診療—今日の診療のために　２００８』三五五頁、日経メディカル開発、二〇〇八年

第7章 心的外傷（トラウマ）と不安

心的外傷（トラウマ）と不安

トラウマという言葉は、すっかり日常用語となってしまったようです。精神科医の立場からすると、実は、時々「それはトラウマとは言わないでしょう!?」と、漫才でいうツッコミを入れたくなることもあります。

本来の意味での心的外傷（トラウマ）は、言うまでもなく、とても深刻なものです。

心的外傷体験には、たとえば、身体に加えられた暴力、強盗やひったくり、誘拐や監禁、拷問、強姦、天災や人為災害、戦争体験、交通事故、特殊な医療事故などがあります。強姦などの性的暴力の被害者は生命の危険を感じています。同様に、家庭内暴力（Domestic Violence：D

V）や虐待などの被害者も、そしてそれを目撃した子どもや大人も、生命の危険を感じることがあります。医療事故の例としては、手術中に覚醒してしまった患者さんや、生命を脅かすほどのアレルギー反応（アナフィラキシーショック）を起こした患者さんの恐怖体験などがあげられます。つまり、心的外傷は、人間の不安の最も根源にある「死ぬ不安」に、何の準備もなく突然さらされた時に生じるものだといえます。

フロイトは一九二〇年に発表した論文で、[2] 災害神経症や戦争神経症と診断された患者さんの治療経験から、心的外傷についての仮説を述べています。フロイトは、人間の心には外界からの刺激（ストレス因による情緒）に圧倒されないための「刺激保護障壁」があると仮定しました。そして、強烈な外界からの刺激（エネルギー）による刺激保護障壁の破綻が「心的外傷」であると考えました。心の防波堤が決壊したようなものだと想像してください。刺激保護障壁の破綻によって、外から大量のエネルギー（恐怖や不安）が流入すると、心は大混乱に陥り、考えることもままならない状態となります。ともかく、内部にあるエネルギーを集結させて、外から侵入しようとするエネルギーの洪水をコントロールしよう（押し返そう、あるいは包み込もう）としようとします。そうすると、通常は心の中を自由に漂っているエネルギーが、破壊された一カ所に「拘束（binding）」されて心の他の部分に行き届かなくなるために、感情の麻痺や思考不能などが起こるというのです。

このようなフロイトの仮説は、思弁的であるにもかかわらず、心的外傷後に何の感情もわかなくなったり、何も考えられなくなったり、現実感がなくなったりすることがあることに、よく符合します。また、心的外傷を被った人がしばしば経験するフラッシュバックとは、通常の思考の流れに横から突然侵入するような、ありありと甦る外傷場面の記憶のことですが、それは刺激保護障壁の亀裂から流れ込むエネルギーの洪水を彷彿とさせます。フラッシュバックは強い不安を伴いますが、その不安にはもはや危険を知らせるための信号や警告の意味はありません。むしろ、その不安は、危険が去ったにもかかわらず、過剰に点滅し続けている信号のようです。

心的外傷を被った人がその場面を語ることに大きな苦痛を感じることは、珍しくありません。なぜかといえば、言葉にしたり思い出したりするだけで、その場面に実際に引き戻されたように感じてしまうからです。この恐ろしさは体験した人でないと、理解しづらいかもしれません。普段、私たちが経験したことについて語る時、いわば「思考」というフィルターを通して描かれた出来事を語っていて、それはすでに頭の中にある「過去の現実」です。けれど、心的外傷体験を語ることが難しい人では、「思考」というフィルターを通らずに、「今まさに起こっている現実」として体験してしまうために、その圧倒的な恐怖体験を回避せずにはいられないのです。

それでも、大半の人は、時の経過とともに、あたかも刺激保護障壁が修復されたかのように、通常の心の状態を取り戻していきます。けれど、その過程で、それまで何とかおさめてきた「原初的な不安」が心的外傷に影響をおよぼすことがあります。つまり、心的外傷体験に刺激されて、同じような「よるべなさ」を経験した幼い頃の不安が「寝た子を起こす」ように甦って、現在の不安に折り重なり、複雑な病像を呈することがあるのです。心的外傷の影響が長期に及ぶ場合には、その可能性を考えねばなりません。その場合には、心的外傷に焦点づけた認知行動療法よりもむしろ、心の全体を視野に入れた精神療法のほうが助けになることがあります。

心的外傷と罪悪感

災害や事故などで生き残った人が「生き残った」という、ただそれだけのことに罪悪感を抱くことは、珍しいことではありません。「自分は助かった」と安堵することは、「死んだのは自分じゃなくてよかった」と思うこととはまったく別の話だと頭では（客観的には）わかっていても、どこか後ろめたい気持ちになるものです。それは、気持ちのどこかで、死んでしまった人がまるで「自分の代わりに死んだ」かのように感じてしまうからかもしれません。そうなると、死んでしまった人と、生き残った自分とは、何が違っていたのかと考えずにはいられないものです。

そんなふうにして生まれた罪悪感の矛先は、しばしば「死んでしまった人を助けるために、自分にできることがもっとあったんじゃないか」という思いへと向かいます。「あの時、声をかけていれば……」「ひとつ前の電車に乗って帰っていれば……」「あの一瞬、目を離さなければ……」などなど、「もしも……」で語られる後悔は呪縛となって、生き残った人を苦しめることがあります。

さらには、加害者が特定できて、しかも他には被害者がいないような心的外傷体験でも、自分が被害者であるにもかかわらず、罪悪感に苦しむことがあります。

たとえば、強姦の被害者は当然ながらその渦中で「何とかこの状況から逃れて生き延びたい」と願います。しかし、生き延びたいという願望の強さゆえに、被害者はそこから解放された後、「殺されないために、強姦に対して最大限の抵抗をしなかったのではないか」「結果的に、自分は強姦を許容してしまったのではないか」というような自問自答に悩まされることがあります。あげくに、それが「自分に落ち度があったから、こんな目にあったのではないか」という自責の念に転化したり、「このことを知った人たちは自分を批判的な目で見るのではないか」という疑心暗鬼に陥ったりすることさえあります。

解離性同一症（いわゆる多重人格）と診断されたある女性は、治療の過程で、封印された記憶を取り戻しましたが、それはなんとも痛ましいものでした。彼女は幼少期に、近所に住む中学の男子生徒に繰り返し性被害を受けていました。その外傷性の記憶はいつの間にか無意識へと封印されてしまったにもかかわらず、その男子生徒が耳元で囁いた「おまえが悪い子だからだ」という言葉がもつ意味だけが彼女の心に深く刻まれ、その後の人生の中で彼女の罪悪感の核となりました。

いずれの場合も、被害者が抱く罪悪感は非現実的なものです。つまり、抱かなくてもいい罪悪感です。そのことに被害者自身が気づくためには、まず、彼らが「もう危険は去ったと確信できるような安全な場所に今はいるのだ」と心から思えること、そして、彼らが「信頼できる人間が今はそばにいる」と感じられることが必要であるように思います。なぜなら、危険の渦中では、一人ぼっちで、何も考えられなくなっているからです。

恥と罪悪感

恥と罪悪感は互いに関連するため、時に混同されますが、まったく別のものです。

罪悪感とは、現実的な事実は別として「自分は悪い行いをした」という思いが前提にあって、それに対して自分の内面にある「良心」のようなものから批判されている苦痛な感情と理解できます。一方、恥とは、「自分が悪く思われている」とか「他の人から軽蔑されている」という、自分の外側に存在する不特定の誰かの存在を想定したものです。また、罪悪感は、たとえ悪行であっても、自分を「行為者」としての能力をもつ者として認識していますが、それに対して、恥の感覚は「無力感」や「存在自体の醜さ」などのニュアンスが含まれるものといえます。

心的外傷体験から、恥の感覚が引き起こされることは珍しいことではありません。恥の対局に位置するものは**誇り**です[3]。心的外傷体験では、誇りを踏みにじられることがあります。心的外傷体験によって誇りを傷つけられた人たちは、恥ずかしさのあまり、人目につくことを避けてひきこもったり、恥ずかしさを忘れたくてアルコールや種々の薬に依存したりもします。また、反復強迫の機制が働いて、「他の人に恥をかかせたい」という思いに駆り立てられることもあります。つまり、他の人に恥をかかせることによって、恥の感覚を乗り越えようとするのです。けれど、この行動は罪悪感へとつながるリスクを孕んでいます。

怒り、敵意、憎しみ

私たちは、災害や事故にあった時、自分が生き延びたことに安堵し、そのことに罪悪感を抱きながら、同時に、意識的・無意識的には「なぜ自分だけがこんな目にあうのか」とわが身の不運を嘆いたり、世の中の不公平さに憤りを感じたりもします。そして、身近な人たちの死を知ると、亡くなった人たちの気持ちに思いを馳せながらも、彼らに置き去りにされたような、自分だけ取り残されたような気持ちになって、死者に対して腹を立てることがあります。これは不合理に感じるかもしれませんが、人間として誰もが抱く、ごく自然で、正直な感情です。けれど、日頃から怒りを「よくない」ものと考えていると、自分の怒りを無意識に抑え込んでしまいます。そうすると、怒りを適度に発散することが難しくなります。また、怒りを抑え込むことが習慣的になってしまうと、怒りの発火閾値が下がって、些細なことで怒りっぽくなったり、場面にそぐわない過剰な怒りとなって噴出したりして、対人関係に支障をきたすことがあります[3]。

一方で、怒りを感じる時、人は自分が少し強くなったような高揚感を抱いたり、相手より優位に立ったような気持ちになったりすることがあります。このような作用のために、アルコールや麻薬のように、嗜癖的に怒りを求めることがあります。けれど、怒りや怒りがもたらす攻撃性は相手を傷つけるため、罪悪感や自己嫌悪に陥ることがあります。

怒りをどのようにコントロールするかということは、傷ついた心の大きな課題となります。また、怒りは状況に反応した一時的な感情ですが、敵意はより永続的に人間関係に持ち込まれるものです(3)。憎しみは、極端な敵意といえます。敵意や憎しみは状況に関係なく、きっかけとなる出来事を必要とせずに、心に宿り続けます。敵意や憎しみに支配された心は、罪悪感と自己嫌悪の悪循環から抜け出すことが難しくなります。

敵意や憎しみから自由になる——つまり、心から相手を許せるようになるためには、傷ついた心が癒される必要があるように思います。

心的外傷と沈黙

心的外傷体験の後、その体験を語りたくないと思う気持ちは理解できます。それは、決壊した心の中の防波堤から流れ込む圧倒的な「何か」を抑え込もうとしているイメージとも重なります。

精神科の日々の臨床の中で、何世代か遡って家族のことが語られることがあります。その中で、第二次世界大戦に出兵した父親が帰国後にそれまでとはうってかわって無口になり、時には人が変わったように酒やギャンブルにのめりこむようになった父親の変化によって家族全体の運命が変わってしまったという話を耳にすることがあります。

このような「沈黙」は、周囲の人たちへの拒絶として受けとめられることがあります。また、語られない「何か」は、言葉にならないまさにそれゆえに、無意識の水準で次の世代へと受け継がれ、「変形」していったようにみえることがあります。

第二次世界大戦でアウシュビッツ強制収容所での生活を生き延びたユダヤ人の中には、長期間にわたって、自分自身の心に対して「沈黙」した人たちもいました。精神分析医の小此木啓吾は、その著書『対象喪失』[4]の中で、第二次世界大戦時にナチスによってアウシュビッツの強制収容所に送られた当事者であるコーエン医師の著書（『強制収容所における人間行動』[5]）を引用して、彼らユダヤ人たちの悲哀について述べています。

このコーエンの著書は、社会学者として名高い清水幾太郎によって数人の協力者を得て翻訳されましたが、その訳者序文には清水自身が「博物館」として保存されたアウシュビッツを訪問した時の感慨が記されています。清水は、ガイドに案内されて、ナチスによって捕えられたユダヤの人たちがすし詰め状態の貨車から降ろされたアウシュビッツ駅を横目に、何千人もの人がブルドーザーによって押し潰された木立を通り、ナチス官吏の宿舎内へと導かれ、部屋いっぱいに置かれた髪の毛のかたまりと、部屋の隅に重ねられた織物の束を見せられ、女性は髪の毛を切り取られ、その髪の毛で織物が作られた、と説明を受けました。さらに、裸でガス室に送られた人たちから剥がされた大量の靴、義肢や義足、子どもの肌着などが保管された部屋にも案内されるうちに、清水は、自らが放心状態に陥っていることに気づいたと言います。そして、その博物館の門を出る頃には「私というものの全体が重たいボロのようになっていた。私は深く疲れ、粉々に分裂し、しかも、重い鈍い或るものに化していた[5]」と綴っています。

アウシュビッツの実体験から遠く、長い時間を隔てた清水でさえ、その想像力によって深い衝撃を追体験したのですから、実際に収容所に送られた当事者が受けた苦痛は想像を絶するものだったと思います。当事者であるコーエンは、自分自身が体験した心理過程について分析しています。彼は外界から遮断され、自由や未来を奪われ、そして生命さえ奪われようとしている中で、まず現れた反応は、自分が何者であるかも定かではないような気持ちになり、SSと呼ばれたナチス官吏に他の抑留者が撲殺されるかもしれない場面を目撃しても、自分にはまったく無関係であるように感じ、まるで「穴からのぞき見でもしようとしている[5]」かのような感覚に陥ったと言います。それは、自分をとりまく悲惨な状況に対して心的防衛機制が働いた結果、現実感を喪失させ、感情も麻痺させたのだと理解できます。つまり、情緒体験を切り離すことによって、ひたすら目の前の現実に適応することができたともいえますが、これまでにも述べてきたように、意識から追い出した情緒や思考は消失することはなく、無意識の中で生き続けています。

小此木は、東京に滞在していたユダヤ人の友人が日本人妻の親族の葬儀に立ち会って火葬場に赴いた時に、強制収容所の死体焼却炉を思い出し、真っ青になって冷や汗をかき、震え出した光景を目撃したと述べています[3]。

ホロコーストの体験に限らず、重大な喪失や心的外傷を体験しても、生き延びることで精一杯だったり、別の誰かを支えなければならなかったり、故人に対する葛藤が強かったりする場合などに、悲しみや嘆きを無意識の底に抑圧し、冷静さを保って生活を続けることがあります。そして、何かのきっかけによって、ある日突然、情緒が噴き出したように甦ることがあります。これは、**遷延された悲哀**（delayed grief[6]）と呼ばれています。

心的外傷後ストレス症の診断

たび重なる災害や事件のニュースを通じて、心的外傷後ストレス症（Posttraumatic stress disorder：PTSD）という診断名はすっかり有名になりました。この診断名が指す「ストレス」とは、日常的に体験するストレスとは異なる、心的外傷をきたす重大なストレスのことです。

では、どのような場合にＰＴＳＤと診断されるのか、ＤＳＭ－５の診断基準に沿って説明したいと思います。

まず、前述したような重大なストレスが先行していることが診断の前提にありますが、直後に発症するとは限らず、「潜伏期」がある場合が少なくありません。具体的には、心的外傷体験後、通常は三ヵ月以内に出現しますが、六ヵ月以上経過してから発症することもあります。

診断には、症状が一ヵ月以上続いていることも必要です。同様の症状の持続が一ヵ月未満の場合は、同様の症状を呈する**急性ストレス症**という診断を検討することになります。

ＰＴＳＤの特徴的な症状は、**侵入、回避、過覚醒、認知や気分の低下**などです。

侵入症状とは、日常の活動に割り込むように生じる心的外傷体験の記憶や、その出来事が起こっているかのようなフラッシュバック、繰り返される悪夢などです。フラッシュバックの例としては、災害現場で嗅いだにおい（腐敗臭や血のにおいなど）が不意に甦ったり、大きな物音が砲弾の炸裂した音のように聞こえたり、心的外傷を受けた場面が突然目の前に見えたような気がしたりすることなどを言います。アメリカの映画やテレビドラマで、帰還兵が都会の騒音に反応してフラッシュバックを起こして、あたかも戦場にいるかのように行動し、発砲するに至って、周囲の人々が恐怖やパニックに陥る場面をご覧になったことがあるかもしれません。

回避症状では、心的外傷体験に関連した場所、人物、行動などを避けようとしたり、実際に避けたりします。たとえば、交通事故にあった歩行者が恐怖のあまり事故現場の周辺に近づくことができなくなり、結果的に学校や会社に行けなくなってしまうことがあります。また、その出来事を思い出す苦痛を避けるために、関わりのある人たちを避けるようになることもあります。同様に、精神科医の診察でその出来事を思い出すことを避けるために、病院に行くことを嫌がる人がいます。

心的外傷体験によって、不安や恐怖は過剰に鳴り続ける警告ベルと化したかのようです。つまり、過剰に覚醒した状態が続くのです。些細な物音にも過敏に反応して驚き、夜も熟睡できなくなり、イライラしやすくなったり、怒りっぽくなったりします。

怒りだけではなく、恐怖、罪悪感や恥といったネガティブな感情とともに、愛情や満足感などのポジティブな感情を持続させることが難しくなります。そして、自分や他者に対してもネガティブにとらえがちとなり、慢性化した場合には、社会的にひきこもるようになります。PTSDでは、自殺のリスクも高まることが知られています。

その他、**解離**症状を伴うこともあります。通常、私たちは、自分を「ひとまとまりの存在」として認識しています。つまり、過去から現在までの記憶が途切れなく続いていると感じ、自分がどういう人間であるかというイメージをもつことができますし、自分の身体が自分のものであるということを実感できます。ところが、解離では、意識、記憶、思考、感情、知覚、行動、身体イメージなどが分断されて体験されます。たとえば、特定の場面や時間の記憶が抜け落ちて、その間に自分らしくない行動をとっていることがあります。フラッシュバックも解離のひとつとして理解できます。

また、周囲が色彩のない平板なものに見えたり、夢の中にいるように現実感がもてなくなったり、自分が自分ではないように感じたりすることがあります。このような症状を**離人**症状と言います。

年少の子どもでは、時に、実際の年齢より子どもがえり（退行）して、言葉がしゃべれなくなったり、心的外傷体験にさらされても恐怖反応を示さなかったりすることがあります。

そして、診断の重要な決め手は、これらの症状が認められるだけではなく、症状が続くことによって社会的・職業的生活や重要な人間関係などに大きな支障や苦痛をもたらしているか否かということです。

心的外傷の疾病化

PTSDは、重大な外的脅威にさらされた結果、強烈な不安や恐怖が惹起され、それが続くことによって、種々の生理学的変化をきたして発症します。しかし、心的外傷による疾病化は

ＰＴＳＤだけとは限りません。ＰＴＳＤの症状が部分的に出現することはよくあります。心的外傷による恐怖体験に対する反応として種々の病的な不安が認められることがありますが、その中でも**パニック症**はよくみられるものです。強い警戒心やネガティブな感情が続くことによって心身が疲弊して、**うつ病**が単独で発症することも、あるいはＰＴＳＤに併存することもあります。心的外傷による苦痛を紛らわせるために、いわば自己治療としてアルコールや薬物に頼り、結果的に依存症となってしまう人もいます。

心的外傷体験によって、あらゆる精神的な病気にかかる可能性があります。

ただし、同じように大きな災害の被害にあっても、多くの人はＰＴＳＤを発症しません。反対に、生命の危険とは無縁であるような、より軽度のストレスを引き金としてＰＴＳＤ類似の症状を呈する人もいます。果たして、心的外傷体験によって疾病化する人としない人との分かれ目はどこにあるのでしょうか。

強姦や強盗被害のような、より重篤と考えられる心的外傷体験では疾病化しやすい傾向があります。[1][3] 発症のきっかけとなった心的外傷体験以前にも、別の重篤な心的外傷を被ったことがあったり、精神的な病気にかかっていたりといった、すでにあった心が弱っている兆候が影響することもあります。

たとえば、キャンパス内で同級生が飛び降り自殺をした場面を目撃したある女子学生はＰＴ

SDを発症しましたが、彼女はそれ以前に、あわや大事故につながりかねないような自動車事故を起こした車の助手席に座っていたという体験をしていました。別の女性は、東日本大震災の後から不眠を訴えて治療を求めてきましたが、彼女は阪神淡路大震災で被災していました。彼女は崩れ落ちる実家から生命からがら逃げ出したという体験をしていましたが、その時には疾病化には至らずに、東日本大震災が起こるまで元気に過ごしていました。ところが、彼女にとって二度目の大震災の後、最初の震災の記憶が繰り返し思い出されて、「恐くて眠れない」状態となりました。それだけではなく、彼女の場合は、仕事上の悩みや過重な負荷（ストレス）も少なからず影響していたようでした。

心的外傷体験が心身にどのような影響をおよぼすのかは、それまでの人生で、どのような人たちに出会い、その人たちとどのような体験をしてきたのか、あるいは、どのような災難に見舞われ、それらにどのように関わってきたのか、などなど、多くの要因が絡み合って決まるように思います。

そして、忘れてはならないことは、たとえ疾病化は免れていたとしても、心的外傷体験によって苦しんでいる人たちがいるということです。その苦しみを心に秘めたまま生きている人たちがいるということです。

疾病化の予防と治療

心的外傷による疾病化を予防するためには、心的外傷体験を受けた後、まず、「安心だ」と思える場所に身を置くことが大事です。たとえば、家の外で爆弾が落ちていて生命の危険にさらされている時に、内面を見つめる心理的な治療に集中するのは、誰が聞いても無理な話だとわかります。それと同じように、家庭内暴力や虐待を受けている状況を放置したまま、心理的な治療をすることはナンセンスです。実際に、暴力的な環境から彼らを救出することが先決です。

災害被害の場合なら、基本的な生活に必要な衣食住を整えるための援助を遠慮なく受けることが一番の心のケアになるように思います。あれこれと考え込んでいるよりも、ボランティアの人たちの手助けを得ながら、瓦礫の山を実際に片づけ始めることのほうが、現実的にも心理的にも、次の一歩が踏み出せるようになるものです。避難所や仮設住宅の治安も、犯罪などの新たな被害を予防するために重要なことです。女性や子どもが安心して過ごせる環境を整えることは、てんやわんやの災害現場では二の次になりがちかもしれませんが、特に重要であるように思います。

以前は、心的外傷体験を受けた直後に、その体験を語ってもらうことが治療的だと考えられていましたが、現在は、それほど効果はないことがわかっています。むしろ、被害体験を語ることを無理強いせずに、語りたくなった時に語れる環境を準備しておくことが大切であるように思います。

また、「心的外傷体験が心身にどのような影響をおよぼすのか」を知っておくことは役に立ちます。たとえば、眠れなくなったり、悪夢を見るようになったりするかもしれないことを知っていれば、我慢せずに割り切って睡眠薬を服用して、心身の疲れを取ることができます。そうすることによって、一過性の睡眠障がいがおさまって快復に向かうことはよくあることです。重大な心的外傷体験に見舞われれば疾病化してもおかしくないことを知っていれば、「自分だけではない」とわかって、それだけでも気持ちが少し楽になるものです。PTSD症状を呈した人の半数が三ヵ月ほどで快復することも、心強い情報になるでしょう。

治療としては、心的外傷に焦点づけた**持続エクスポージャー法**（Prolonged Exposure Therapy：PE法）や**EMDR**（Eye Movement Desensitization and Reprocessing）などの有効性が報告されていますが、治療には訓練が必要であるため、実施できる治療者や病院は限られています。現に、私はこれらの専門的な治療は実施できません。

PE法を受けて、心的外傷が直接的に影響した症状がおさまった後も、軽うつ状態や自信低下が続くことはあります。その場合、心的外傷そのものというよりも、むしろ、それによって変化した自分自身や対人関係による葛藤などを整理する必要があるのかもしれません。

「PTSDに効く薬がある」というと、意外に思われる方もいらっしゃるかもしれませんが、本当です。本書でもたびたび登場しているSSRIの中には、本邦で保険適用のある薬がありますす。もちろん、服薬によってかなり助けられる人と、それだけでは快復には至らずに長期間の治療が必要となる人がいます。

心的外傷後成長

心的外傷後成長（Posttraumatic Growth）という言葉を聞いたことがあるでしょうか。

心的外傷後成長とは、つらく耐えがたい心的外傷体験を克服しようとする過程を通して達成される「人間としての成長」を自覚する体験のことです(7)。すなわち、「それまでの価値観が大きく揺らぐような出来事に引き続き、心の苦しみ、もがき、悩み、行きつ戻りつの思考などに後押しされて実感されるもの(7)」が心的外傷後成長であるので、それが快復と同義語の場合もあれば、そうではない場合もあるというのです(7)。あくまでも主観的な体験であることがミソのようです。たとえば、心的外傷体験によって「家族の時間を大切にするようになりました」という夫に対して、妻が同じように夫が「変わった」と感じているかどうかは問題にしません。このような理論構築に批判的な研究者もいるようです。

その議論に含まれている「真の成長とは何か」というテーマはともかくとして、心的外傷を被った時に、失うばかりではなく、「そこから何かを得よう」と思う気持ちは、快復するうえでのひとつの手がかりになるような気がしています。

実際、失うものは少なくありません。それ以前の自分に戻りたいと思うのは、自然な心情ですが、その願いが叶えられることはありません。そして、そのことを認めることからしか、快復の過程は始まりません。つまり、傷つき、人間としての尊厳さえ踏みにじられた自己像を弔うことによってしか、新たな自己像を創出することはできないように思います。その過程は、自分が成長したと感じる瞬間があるかと思えば、再び絶望の淵に立たされたように感じて自暴自棄に陥り、人間として後戻りしたように感じる瞬間の繰り返しであるように思います。

近年、心の治療にも効率化の波が押し寄せていますが、本質的なところでは、気の長い道のりが必要であるような気がしています。人というものはそもそもダイナミック（動的）な存在で、退行と進展を繰り返しながら生きているものです。つまり、強さだけではなく弱い部分もある、複雑で、謎多き存在であるように感じています。

心的かすり傷の勧め

言葉は、時に、人々の物事のとらえ方（視点）をコントロールすることがあります。そして、その視点が注目されると、それにつれて、関連した言葉が増殖することがあります。

ハラスメント（harassment）は、そういう言葉のひとつです。

たとえば、パワーハラスメントとは、「職務上の地位や人間関係などの職場内の優位性を背景に、業務の適正な範囲を超えて、精神的・身体的苦痛を与える又は職場環境を悪化させる行為」(8)と定義されています。この言葉が知られ始めた当初は、上司から部下に対するものだけが注目されていましたが、実は、部下から上司に対するものや、先輩・後輩間や同僚間で行われるものも含まれます。パワーハラスメントと糾弾されることを恐れる上司は、部下にどう接していいか、どう思われているかと気にするあまり、自然なコミュニケーションがとりづらくなることもあるように思います。また、上司や同僚からのパワーハラスメントをきっかけとして出現したさまざまな心身の症状を何とかしたいということで、精神科外来を受診する人たちも少なからずいます。その中には、自分を責める上司や同僚の価値観を取り込んで、自責的になったり、自信をなくしたりしている人もいれば、反対に、自分を攻撃する上司や同僚に対して怒りがおさまらず、感情がコントロールできなくなって、睡眠や食欲などにも影響が出ているという人もいます。

ハラスメントと名づけられるものは多岐にわたり、この瞬間にも次々に生まれているかもしれません。たとえば、代表的なものとして、セクシュアル・ハラスメント、ジェンダー・ハラスメント、マタニティ・ハラスメント、モラル・ハラスメント、リストラ・ハラスメント、アルコール・ハラスメント、スモーク・ハラスメント、スメル・ハラスメントなどがあげられるでしょうか。後述するテレビドラマの中では、世話焼き・ハラスメントという造語も紹介されていましたが、これは、よく気がつく先輩が「ここはこうしたほうがいい」と、いちいち指導することをうるさがった後輩から発せられた言葉でした。ハラスメントの数々を見ていると、自分も「加害者リスト」に載っていても不思議がないと思わせるような、なんとも不安な気持ちに襲われます。

二〇一八年の秋〜冬にテレビ東京系列で放映された『ハラスメントゲーム』(脚本：井上由美子)は、オープニングテーマ音楽とともに、「今日は被害者、明日は加害者。これは、理不尽な世の中を生き抜くすべての人の物語である」というナレーションが印象的なドラマでした。まさに「今日は被害者、明日は加害者」という、ハラスメントをめぐる私たちの不安を映し出したものでした。(9)

ドラマの主人公の秋津さんはコンプライアンス室長に着任し、さまざまなハラスメント案件に対処していきます。そもそも彼はハラスメント案件に詳しくないため、女性部下にたびたびたしなめられるのですが、彼の手法はむしろ無遠慮で、相手を傷つけさえします。ところが、彼がつけた「傷口」から鬱屈した「膿」が溢れ出るかのように、知らぬ間に、被害者と加害者は互いに本音で語り合い、理解し合うようになっているのです――このドラマは、すべての上質のおとぎ話がそうであるように、痛烈な風刺も孕んでいました。

たとえば、秋津さん自身がある陰謀に巻き込まれて、セクシュアル・ハラスメントの濡れ衣を着せられると、彼は弁護士の前で事実をキッパリと否定するものの、「提示できる証拠はない」と言い、コンプライアンス室長でありながら女性社員に呼び出されてバーに出かけた迂闊さを反省するばかりでした。ところが、妻に真相を吐露するように迫られると、無実の証拠となるICレコーダーに録音された会話を妻に聞かせるのです。私は、この時の妻の反応に胸がすく思いがしました。というのは、妻は安堵の表情を浮かべながらも、ひとこと、「ちっちゃい男ね」と言い放ったからです。日頃、テレビのワイドショーなどでハラスメントの音声テープが紹介されるたびに、実は、「相手がどんなにひどいことをしていたとしても、相手の承諾なしに会話を録音することは卑怯だ」と感じて、モヤモヤした気持ちでいましたので、この妻の発言によって、同じことを感じている人がいるかもしれないと思えて、嬉しかったのです。

人間関係では、日常的に傷つけられたり、傷つけたりすることは不可避であるように思います。その時に、「追いつめられたり、追いつめたりする」関係にまで進んでしまうと、相手を糾弾するしかなくなる心情になるのかもしれません。『ハラスメントゲーム』という現代のおとぎ話を観ていて、もしも「かすり傷」のうちに、相手や周囲の人たちとコミュニケートできていたなら、もっと本音の自分でいられるのかもしれないと思いました。そのためには、きっと、子どものうちから、心の「かすり傷」を恐れずに人と接して、「かすり傷」の癒し方を学ぶことが必要であるように感じています。

参考文献

（1）American Psychiatric Association（高橋三郎、大野裕監訳）『DSM－5精神疾患の診断・統計マニュアル』医学書院、二〇一四年

（2）S・フロイト（井村恒郎、小此木啓吾他訳）「快感原則の彼岸」『フロイト著作集』六巻、一五〇－一九四頁、人文書院、一九七〇年

（3）J・G・アレン（一丸藤太郎訳）『トラウマへの対処―トラウマを受けた人の事故理解のための手引き』誠信書房、二〇〇五年

（4）小此木啓吾『対象喪失―悲しむということ』中公新書、一九七九年

（5）E・A・コーエン（清水幾太郎他訳）『強制収容所における人間行動』岩波書店、一九五七年

（6）Lindemann, E.: Symptomatology and management of acute grief. *Am J Psychiatry* 101: 141–149, 1944.

（7）宅香菜子「心的外傷後成長ＰＴＧ（Posttraumatic Growth）―何が本当か」『心と社会』一六六号、一〇九―一一三頁、二〇一六年
（8）厚生労働省雇用環境・均等局「パワーハラスメントの定義について」二〇一八年（https://www.mhlw.go.jp/content/11909500/000366276.pdf）（二〇一九年七月三日閲覧）
（9）平島奈津子（匿名記事）「かたるしす」『精神療法』四五巻二号、三〇九頁、二〇一九年

第8章　全般不安症と日常生活の中の不安

全般不安症の診断と治療

全般不安症とは、自分をとりまく家族や友人、仕事や学業などについて、多くの過剰な心配をし続けるために、日常生活に支障をきたしている精神的な病気を言います[1]。DSM-5の診断基準では、「少なくとも六ヵ月にわたる」という要件がついていますが、通常、そこまで我慢しきれずに精神科を受診する人が多いように思います。

全般不安症の不安の特徴は、その不安が現実に照らし合わせて過剰であることと、「次々と」あるいは「ありとあらゆる」という修飾語があてはまるような心配事の多さにあります。過剰な不安は緊張感と結びついて、身体にも影響をおよぼすことがあります。なかでも、筋緊張性の頭痛や肩こりなどはポピュラーな症状です。筋緊張性の頭痛とは、「こめかみがしめつけられるように痛い」とか「きついヘルメットをかぶったようだ」などと表現されるものです。筋緊張性の頭痛では脳には問題がなく、脳を保護している頭蓋骨の周りの筋肉が収縮して生じる痛みです。その他、疲れやすさや集中困難などもみられます。さらに、「両脚がムズムズして、いてもたってもいられない」状態で、室内をうろうろと動き回り、夜もほとんど眠れなくなってしまう場合もあります。反対に、全身の力が抜けたようになって、ふらついたり、だるさを感じたりすることもあり、電車の中で突然しゃがみこんで立ち上がる気力が出ないということもあります。

ふらつきを過剰に心配して、外出を避けるようになることもあります。神経の高ぶった状態を言葉で表現する気持ちの余裕がなくなってしまうと、発作的に大声をあげたり、歌を歌いだしたりすることもあります。これは、声を出すことによって、身体にみなぎった緊張を解放できるからですが、周囲の人たちは面食らいます。パニック症（第3章）でご紹介したような、「不安が高まって、怒りっぽくなる」現象もみられることがあります。

過剰な不安は**予期による不安**で、通常は身近な心配事です。身近とは言いがたい世界情勢についても心配する人はあまりいないように思いますが、こちらから聞いてみると、核戦争や地震に対する不安を口にする人もいます。たいていの場合は、「結婚したばかりの娘は姑とうまくやれないのではないか」「定年退職した後の家計のやりくりをどうしたらいいのか」「約束した時間に間に合わないんじゃないか」などの日常的な出来事に対する不安にとらわれてしまっている点が特徴です。健康な不安では、同じように心配になったとしても、目の前の用事があれば、不安は「横に置いて」おけるものですが、全般不安症では、不安のために家事や仕事が手につかなくなります。そして、生活する中で遭遇する事柄や出来事に過敏に反応して、過剰な不安を次々に創り出していきます。

時に、全般不安症は、**うつ病**との鑑別が難しい場合があり、また、うつ病と併存することも少なくないことは注意すべき点です。

さて、全般不安症の治療ですが、**抗不安薬**などの薬物療法が比較的有効です。私が投薬する場合は、抗不安薬のほとんどであるベンゾジアゼピン系の薬には習慣性があり、できれば数ヵ月以内で服薬しないで済むようにしたいと考えていることなどを説明しています。全般不安症の人は服薬についていても不安になりますので、日頃の臨床では「医師の指導のもとであれば安全である」と話したうえで、服薬を無理強いしないようにしています。

ある女性患者さん――後日、全般不安症と診断しました――は、初めて精神科外来を受診した時、診察室の入り口に立ちつくしたまま、担当医である私の目の前の椅子に座ることができませんでした。正確に言うと、一度は座ったのですが、私が声をかけると、驚いたように椅子の上で飛び上がり、そのまま立ち上がって、診察室の扉のところまで後ずさりました。私は彼女の不安の強さに驚きながらも、彼女が「診察室から逃げ出したいところを必死でとどまろうとしている」ことが理解できましたので、その状態のまま、彼女が話せることだけを聴くことにしました。そして、彼女は困っている不安症状について語り、私は「それ以上を聴き出すのは無理だ」と感じましたので、血液検査のオーダーをし、極少量の抗不安薬を処方しました。

果たして、次の診察に現れた彼女は、「服薬して、少しだけ不安が楽になった」と告げましたが、病的な不安が出現したきっかけを尋ねると、やはり私の目の前の椅子から逃げるように立ち上がり、診察室の扉の前に立ちつくすのでした。私は抗不安薬を少しだけ増やして診察を終えました。

そうして、同様の診察を繰り返していくうちに、彼女の不安症状は少しずつ軽減し、私の目の前の椅子に座れるようになり、彼女が意識することを回避していた「真の不安」に触れることが少しずつできるようになり、数ヵ月後には服薬しないでも日常生活に支障のない状態となりました。

第1章でご紹介した全般不安症の患者さんもそうでしたが、病的な不安は「真の不安」から心を護る働きをしていることが少なくありません。その場合、病気からの快復を急ぐことばかりがよいわけではないと思うことがあります。

不眠恐怖

不眠恐怖という正式な診断名はありません。ここでは、「夜、眠れないのでは」という不安にとらわれている状態を不眠恐怖と呼びたいと思います。不眠恐怖には、そのために日常生活に大きな支障をきたすほどではない程度から、睡眠薬の不適切な使用（過量服薬）や常用依存などを含めて通常の生活がままならなくなったり、別の精神的な病気を併存したりした状態まで、さまざまな場合があるように思います。

たとえば、他の人から見ると、気持ちよさそうに寝息を立てて眠っているにもかかわらず、本人は「一睡もできなかった」と言うことがあります。また、日中から「夜、眠れないのでは」ということばかりが気になって落ち着かない人もいます。夜、眠れなくて、医師から処方された薬を自己判断でもう一錠、もう一錠と服用しているうちに、意識が朦朧としてきて、その朦朧とした意識の中で「眠れない」恐怖に突き動かされたように服薬し続けてしまい、結果、過量服薬による自殺未遂だと誤解されてしまうということもあります。

マスコミは「日本は不眠大国だ」と言います。これは、不眠症に悩む人が多いということだけではなく、家事や（義務と化した人付き合いも含めて）仕事などのために十分な睡眠時間を確保できない人たちも少なくないという意味で、そう言っているのだと理解しています。その中には、「眠気の峠」を越してしまって、「眠るタイミングを逸したのでは」と不安になり、その不安のためにかえって眠れなくなっている人もいるかもしれません。

さまざまな機関から睡眠時間の国際比較調査が発表されていますが、その統計の多くで、日本人は男女ともに最短といわれています。(2) そうは言っても、男女ともに、一日あたり六〜七時間の睡眠時間が報告されており、その結果だけからみれば、むしろ寝すぎず寝足りなくもなく、ちょうどいい按配で、「日本人は慢性の睡眠不足」と騒ぐことでもないような気がしています。よく海外の人たちを驚かせる「電車内での居眠り」も、一概に「日本人は寝不足」といえる根拠にはならないのではないかと個人的には思っています。そこには、寝不足だけではなく、「居眠りをしていても大丈夫」という、海外の人から見れば、こちらのほうが驚きの「安全神話」がありそうです。その他の理由としては、少々突飛かもしれませんが、激しく泣いていた赤ちゃんが母親の胎内にいた時に経験した揺れと同じような揺れの中に置かれると泣きやんですやすやと眠るように、大人になった私たちにも胎児の時の記憶が無意識に残っていて、それで電車の揺れに反応して、気持ちよく眠ってしまうのかもしれないなどと想像することがあります。

それにしても、テレビや雑誌をざっと眺めただけでも、睡眠不足と生活習慣病やうつ病との関連などの特集がたくさんあって、これでは、不眠恐怖を抱いて、「睡眠薬を飲んででも眠ったほうがいいのでは」と考える人たちが続出してもおかしくありません。おかげで日本の睡眠薬市場は活況です。

睡眠自体が「毎日、夜になったら眠る」という習慣的な行動ですので、いったん睡眠薬を服用し始めると、睡眠薬そのものにある**習慣性**ばかりでなく、私たちが本来もっている習慣性にも取り込まれる形で、睡眠薬を手放しづらくなることがあるように思います。特に、入眠に対する不安のために睡眠薬を服用する習慣から脱することができない人が少なくないようです。

夜、布団に入って眠ろうとする時に、特有の**就眠儀式**をもっている人は案外少なくないのではないでしょうか。これも習慣のひとつです。たとえば、就寝前にコップ一杯の水を飲むのが自分に対する入眠への合図になっていたり、枕をポンポンと叩いて整えたり、アイマスクや耳栓をしたり、あるいはタイマーつきのラジオを小さくかけて聴くとはなしに聴いているうちに眠りについたりといった就眠儀式は、スムーズに入眠するための、その人その人が身につけた**条件反射**を維持するための習慣です。このように、スムーズな入眠を促すような条件反射を身につけられれば、睡眠薬を手放せる可能性が出てきます。

反対に、寝つけなくなるような条件反射が身につかないように注意することも大切です。その最たるものは「布団に横になってからの考えごと」です。確かに、気になることがあると、つい布団に入ってからも、頭の中でいろいろと考えてしまうことはあります。しかし、これが毎日のように続くと、条件反射的に、布団に入ると考えごとが始まるようになってしまいます。この条件反射を無効化（消去）するためには、「布団の中で考えごとが始まったら布団から出て、再び眠くなるまで布団の中には入らない」ということをしばらく続ける必要があります。それこそ寝不足になってしまう日も出てくるかもしれませんが、翌日に昼寝で補えるようなら昼寝をして、それが難しければ、こんな時こそ一時的に睡眠薬を上手に使ってもいいと思います。

日中の興奮が夜まで続いて、結果、睡眠を妨げることがあります。遅くまで仕事をしていると、頭の中のエンジンがフル稼働していて寝つきにくいこともあります。寝る直前にスリル満点の推理小説を読んだり、ホラー映画を観たりすると、脳の興奮がおさまらずに眠りにくいこともあります。そういう時にこそ、習慣的な就眠儀式が脳の興奮をリセットしてくれるかもしれません。

不眠恐怖への最良の処方箋は、日中の不安を減らし、リラックスして、活動的に過ごすことであるように思いますが、「それができれば苦労しない」という声が聞こえてきそうです。

確かに。

肥満恐怖とやせ礼賛

テレビ番組でよく目にするのは、健康長寿と並んで、食やダイエットに関する話題ですが、いわゆるグルメといわれるような美味しそうな料理や食材、それらを提供するレストランなどが紹介される一方で、それと対照的に、やせるための食事法やその実践体験などが紹介されています。この現象は、**マッチポンプ**と呼んでもいいでしょう。マッチポンプとは、文字通り「マッチで火をつける一方で、同じ人間がポンプでその火を消す」ような振る舞いを喩えた和製英語です。マスコミは自身で視聴者の「食への欲望」に火をつけておいて、その一方で、その欲望の火に冷水をかけるように「禁欲」の方法やその成功体験を見せつけているかのようです。

ダイエット番組が成立するということは、太っていることがやせていることよりも「劣っている」と評価されるという暗黙のルールがあるということです。その優劣は、体型という見た目の美醜や不健康さだけでなく、「自己管理能力」という価値観によって判断されているように思います。短期間のダイエット実験のいずれもが、同じものを食べ続けたり、同じ運動を繰り返したりしていて、さながら「不自然な生活にどこまで耐えられて結果を出せるか」を追求している修行のようです。

このような社会における**やせ礼賛**の風潮は、特に女性に大きな影響を与えています。二〇一七年度の国民健康・栄養調査報告（厚生労働省）[3]によれば、やせ（体格指数：Body Mass Index <18.5kg/m²）を示した人は、男性で四・〇%、女性で一〇・三%でした。[4]その中で、妊娠や育児に携わる、いわゆる再生産世代の女性では、二〇歳台が二一・七%、三〇歳台が一三・四%と、他の年代に比べてやせ傾向が高率だったため、妊娠した時の赤ちゃんへの影響が心配されています。なぜなら、女性のやせ傾向は、低出生体重児増加の要因のひとつと考えられているからです。[4]低出生体重児とは、在胎期間を問わず出生体重が二五〇〇g未満の児を指します。日本の出生率は低下していますが[5]、それにもかかわらず、低出生体重児はその出生率が五・五%だった一九八五年から、九・五%を記録した二〇〇五年にかけて上昇し続けていて、近年は横ばい傾向となったものの、二〇〇九年の母子保健統計（厚生労働省）[6]によると、その割合は九・六%と下がる気配がありません。

さらなる心配は、やせ傾向の女性の中には、神経性やせ症患者、あるいはその予備軍と思しき一群が隠れている可能性があることです。

神経性やせ症（Anorexia nervosa）[1]では、極端なカロリー摂取制限によって顕著な体重減少をきたし、それにもかかわらず、体重が増えることに対する尋常ではない恐怖感を抱きます。それはまるで、ちょっとでも体重が増えると一気に肥満になってしまうと感じているような恐怖感（**肥満恐怖**）です。そのため、体重増加を阻止する行動に及んでいる精神的な病気で、その有病率は女性が男性の一〇倍を示しています。体重増加を阻止する行動には、過剰な運動を続けたり、自分で嘔吐したり、下剤や浣腸を乱用したり、極端な例では覚せい剤を使用したりすることさえあります。その心理的特徴としては、公共の場で食事をとることに対する不安、無力感、自信喪失、感情の過度の抑制などがあげられます。また、顕著な体重減少はうつ状態や強迫症状を惹起することがあります。

なぜ彼女たちが神経性やせ症を発症したのかは、その一人ひとりによって原因は異なり、単純に理解できるものでもありません。しかし、少なくとも、彼女たちのやせ願望や肥満恐怖は、彼女たちが取り入れ、同一化しようとした社会の価値観の極端な表現であることは間違いありません。

二〇一七年五月、フランス議会は、極端にやせたファッションモデルの活動を禁じる法律を施行しました。これによって、モデルとして活動するためには、「健康的な体重を維持している」ことを証明する医師の診断書が必要になりました。これは、世論に後押しされて、フランス議会がやせ礼賛という社会的な価値観に警鐘を鳴らし、それを改訂（アップデイト）する必要性を示したという証しといえます。

妊娠・出産をめぐる不安

①不妊症

子どもが欲しいのになかなか授からないために、医療の助けを借りるカップルは増えています。不妊症は、妊娠や出産が可能なカップルが通常の性行為を行っていても一定期間（日本産婦人科学会では一年以上）妊娠しない状態、と定義されています[7]。不妊症治療を受けている人は二〇〇六年には一四万人と見積もられていましたが、二〇一二年にはその数は三九万人と増加していて、働きながら不妊治療を受けている人も少なくありません。また、体外受精による出生児の割合は、二〇〇六年には一・八％だったのに対して、二〇一四年には四・七％と上昇しています[8]。

不妊治療では、自然な愛情の営みであるはずの性行為を医学的見地から「規則正しく行う」ように強いられるため、ある意味、非人間的です。それに加えて、いつ終わるとも知れない先の見えなさに不安を覚えるのは自然なことです。特に、胎児をその体内で育む女性の心理的負担は小さくありません。ある女性患者さんは、この状況を「ベルトコンベアーに乗せられたようだ」と述べていました。いつのまにか妊娠自体がゴールになってしまって、いざ妊娠できた時には喜びよりも目標を失った喪失感を味わう女性もいるほどです。そんな女性たちの一人は、やっと妊娠した時に、周囲からかけられた「おめでとう」の言葉を何とも言えない複雑な思いで聞いたと言います。

一方、不妊治療を途中で諦めた女性たちの中には、その報われなさによって無力感を強めたり、自信を失ったりする人がいますが、不妊治療をやめたとたんに妊娠したという人もいます。それを聴いた時、不妊治療がカップルにとってどれだけストレスになっていたかを物語っているような気がしました。

②働く女性の不安

仕事にやりがいや生きがいを感じていた女性が予期しない妊娠によって「妊娠しなければ、仕事を続けられたのに」と悔しさを感じたり、「今後、これまで通りに仕事ができなくなるのでは」と不安を抱いたりすることは珍しいことではありませんし、ある意味、自然な感情でもあります。そして、働く女性がそう思うことと、子どもの母になることを受容できないこととは、必ずしもイコールではありません。そのことを女性自身も、周囲の人たちも理解しておくことは、夫婦が子どもの父母として協力関係を築いていくために重要であるように思います。なにしろ、出産後、仕事と育児のバランスに悩むのは、本来は男性も同じであるはずですので。

③分娩恐怖と産後の不安症

分娩に対して恐怖を抱く臨月女性は六～一〇％いるそうで、そのために帝王切開を希望する人もいます。(9) 時に、分娩という未知で神秘的な出来事は、自分の生命が脅かされるような恐怖を引き起こしてしまうこともあって、それほど多くはありませんが、ＰＴＳＤを起こす人もいます。波のように押し寄せては消え、また押し寄せるような陣痛も、女性たちの不安をかきたてるかもしれません。ちなみに、分娩への恐怖を抱く女性は、日頃から不安になりやすかったり、自分に自信がもてなかったり、セルフエスティームが低かったり、夫との関係に対する不満を抱いていたりするなどの傾向があるそうです。(9)

産後のうつ病については雑誌やテレビなどで取り上げられる機会が多いように思いますが、産後はうつ病に限らず、あらゆる精神的な病気の発症や再発がみられます。現実的な不安をたくさん抱えている彼女たちですから、不安症の発症も珍しくありません。

出産という「大事業」を終えた女性は、心身ともにクタクタに疲れていて、とても傷つきやすい状態になっていますが、そのこと自体は病的なことではありません。精神科医として力説したいことは、赤ちゃんにばかり注目しないで、この時期の女性をちゃんと観て（看て）ほしいということです。

彼女たちは、初めての育児に、あるいはもう一人か二人小さな子を抱えて、孤軍奮闘しています。周囲に誰か助けてくれる人たちがいたとしても、彼女たちの意識の中では「孤軍奮闘」であることが少なくありません。無意識に、頭の中にある「お手本」を参照し、自分と比較しています。時に、そのお手本は、現実にはあり得ない「理想の母親像」という呪縛のようなものであることがあります。彼女たちを現実の世界に引き戻すことができるのは、身近な人たちのサポートです。父親が果たす役割は、思いがけず重要です。

参考文献

（1）American Psychiatric Association（高橋三郎、大野裕監訳）『ＤＳＭ－５精神疾患の診断・統計マニュアル』医学書院、二〇一四年

（2）厚生労働省「睡眠時間の国際比較」『平成二六年版厚生労働白書―健康・予防元年』二〇〇九年（https://www.mhlw.go.jp/wp/hakusyo/kousei/14/backdata/1-2-3-22.html）（二〇一九年七月三日閲覧）

（3）厚生労働省「平成二九年度国民健康・栄養調査報告」二〇一八年（https://www.mhlw.go.jp/content/000451755.pdf）（二〇一九年七月三日閲覧）

（4）平松祐司「若年女性のやせと低出生体重児」『臨床婦人科産科』六四巻九号、一三〇〇―一三〇五頁、二〇一〇年

（5）厚生労働省「平成三〇年我が国の人口動態―平成二八年までの動向」二〇一八年（https://www.mhlw.go.jp/toukei/list/dl/81-1a2.pdf）（二〇一九年七月三日閲覧）

（6）厚生労働省「母子保健の現状」二〇〇九年（https://www.mhlw.go.jp/stf/shingi/2r98520000001oujo-att/2r98520000001oumv.pdf）（二〇一九年七月三日閲覧）

（7）日本産婦人科学会「不妊症」（http://www.jsog.or.jp/modules/diseases/index.php?content_id=15）（二〇一九年七月三日閲覧）

（8）厚生労働省「第2回働き方改革実現会議（資料13）治療と仕事の両立等について」二〇一六年（https://www.kantei.go.jp/jp/singi/hatarakikata/dai2/siryou13.pdf）（二〇一九年七月三日閲覧）

（9）Saisto, T., Halmesmäki, E.: Fear of childbirth: a neglected dilemma. *Acta Obstet Gynecol Scand* 82(3): 201–208, 2003.

あとがき

最後までお読みいただき、ありがとうございます。

「あとがき」から読み始めたという方も、本書を手にとっていただき、ありがとうございます。

「本を出しませんか」と、日本評論社の植松由記さんに声をかけていただいてから、七年が経ってしまいました。その間、漠然と「伝えたい何か」があることを感じ続けながらも、なかなか形にならずにいました。ようやく、「身近な不安と不安の病気について、普段の混雑した外来では話せないことを患者さんに語りかけるつもりで書いてみよう」と決心してからも、元来の遅筆のために、書きあげるまでに二年の月日を要しました。

辛抱強く待っていてくれた植松さんに、心から感謝しています。
おかげさまで、初めて一人で書きおろした本書を上梓することができそうです。

脚本家であり小説家でもある木皿泉さんから帯文をいただけたことは、望外の幸せでした。お忙しい中、本書のゲラ刷りを読んでくださったというそれだけでも、とても有難く、感激しています。ありがとうございます。

いただいた帯文を読んで、「ああ、私が伝えたかったのは、こういうことだったんだ」と、木皿さんから逆に教えられたような気がしました。

木皿さんの帯文をここに再録します。

痛くて苦しい
この感じ、
みんな
持ってるもの
だったんですね。

木皿さん、おふたりが描いたドラマや小説に、どれだけ多くの人たちが救われた思いをしていることか。私も、その一人です。大好きです。

本書には、私が受け持った患者さんたちの話が出てきます。

その中には、ずいぶん前に治療が終わって、正直、もう顔も名前も思い出せない人もいますが、不思議なことに、やりとりをした時の気持ちだけは、今も記憶の糸をたどって当時に遡れるような気がしています。彼らが健やかで、こころ安らかであってほしいと願っています。

令和元年　晩夏

平島奈津子

●著者略歴――

平島奈津子（ひらしま・なつこ）

東京医科大学卒業後、総合病院精神科、精神科病院、企業内診療所などに勤務し、2013年から国際医療福祉大学三田病院精神科 病院教授。医学博士、日本精神神経学会精神科専門医・指導医、精神保健指定医、日本精神分析学会認定精神療法医・スーパーバイザー。

主著は『女性のうつ病がわかる本』（編著、法研、2006年）、『精神分析入門』（共著、放送大学教育振興会、2007年）、『四天王寺カウンセリング講座10』（共著、創元社、2011年）など。

不安《ふあん》のありか――“私《わたし》”を理解《りかい》するための精神分析《せいしんぶんせき》のエッセンス

2019年10月10日　第1版第1刷発行

著者　平島奈津子
発行所　株式会社 日本評論社
〒170-8474　東京都豊島区南大塚3-12-4
電話 03-3987-8611（代表）　-8621（営業）　-8598（編集）
振替 00100-3-16
印刷　精文堂印刷
製本　井上製本所
装幀　図工ファイブ
ISBN978-4-535-98391-5